中医经典必读丛书

温病条辨

（附：叶香岩外感温热篇　薛生白湿热病篇）

（第2版）

清·吴瑭 / 著

宋咏梅　臧守虎 / 校注

全国百佳图书出版单位
中国中医药出版社
·北　京·

图书在版编目（CIP）数据

温病条辨：附：叶香岩外感温热篇　薛生白湿热病
篇 /（清）吴瑭著；宋咏梅，臧守虎校注 . —2 版 . —
北京：中国中医药出版社，2022.8
（中医经典必读丛书）
ISBN 978-7-5132-7682-5

Ⅰ . ①温… 　Ⅱ . ①吴… 　②宋… 　③臧… 　Ⅲ . ①《温病
条辨》 　Ⅳ . ① R254.2

中国版本图书馆 CIP 数据核字（2022）第 112723 号

中国中医药出版社出版

北京经济技术开发区科创十三街 31 号院二区 8 号楼
邮政编码　100176
传真　010-64405721
山东临沂新华印刷物流集团有限责任公司印刷
各地新华书店经销

开本 787×1092　1/32　印张 14.5　字数 180 千字
2022 年 8 月第 2 版　2022 年 8 月第 1 次印刷
书号　ISBN 978-7-5132-7682-5

定价　58.00 元
网址　www.cptcm.com

服 务 热 线　010-64405510
购 书 热 线　010-89535836
维 权 打 假　010-64405753

微信服务号　zgzyycbs
微商城网址　https://kdt.im/LIdUGr
官 方 微 博　http://e.weibo.com/cptcm
天猫旗舰店网址　https://zgzyycbs.tmall.com

如有印装质量问题请与本社出版部联系（010-64405510）
版权专有　侵权必究

前　言

中医药学是中华民族的伟大创造，是中国古代科学的瑰宝，也是打开中华文明宝库的钥匙，为中华民族繁衍生息做出了巨大贡献，对世界文明进步产生了积极影响。中医药学作为具有中国特色的生命科学，数千年来，在人民医疗卫生保健方面发挥了巨大作用。《黄帝内经》《伤寒论》《金匮要略方论》以及《叶香岩外感温热篇》《薛生白湿热病篇》《温病条辨》等经典名著，是中医药理论体系与临床经验的重要载体，也是中医学术的基本规范以及学术传承的核心内容，其中所论述的医学原理至今仍然是指导临床的准则。

近代以降，随着西学东渐，中国的现代学科体制逐步形成。然而，从晚清到民国，中医学却始终难以以自身的完整体系进入这一学科体制。于是，中医学界开始对整个中医理论体系进行整理，中医理论体系与临床模式亦因之发生了巨大嬗变，表现在中医教育和课程体系的构建上，就是迅速抛弃传统的知识系统，按照西学的模式去建立新的学科范式。中国文化本身具有内在一致性的知识、价值和思维方式被解构，严重影响了自身的思维训练、意义传递和生成功能。中医理论对于诊疗实践的指导作用日渐淡化，学术界许多有识之士颇感忧虑。因此，中医药界的学者纷纷强调重新审视经典，审视传统，审视近百年来的研究方法，并以构建适合中医药特点的技术方法和标准规范为目标。综观古往今来的贤哲名医，无不熟谙经典、勤于实践，发皇古义、融会新知，不断推动着中医学术的进步。熟读经典，溯本求源，对于训练中医临床思维方法，提高辨证论治水平，培养优秀临床人才，实现中医事业的持续、健康发展，具有十分重要的意义。

本丛书的编纂，缘于国家中医药管理局组织的"优秀中医临床人才研修项目"，以及配合该项目实施，国家中医药管理局科教司组织编写的《中医经典必读》。该书从《黄帝内经素问》《灵枢经》《伤寒论》《金匮要略方论》《温病条辨》《叶香岩外感温热篇》《薛生白湿热病篇》这 7 部中医学经典著作中，选取一部分最重要的条文，集为一册，作为学习中医经典的简易读本。

由于《中医经典必读》节选本所选内容很少，对于完整理解和准确把握中医经典，有一定的局限性。2006 年又策划出版了这 7 种著作的全文本《中医经典必读丛书》，以满足广大读者的迫切需要。受中国中医药出版社委托，由山东中医药大学中医文献与文化研究院组织资深专家，制定统一的校注体例，遴选精善底本，严谨校勘，分工合作，完成了这项重要工作。为方便阅读，前 4 种各自独立为一册，后 3 种温病学著作则合为一册，以《温病条辨》为主，另两种附于其后。

近年来，党和国家为促进中医药传承创新发展，出台了一系列政策法规。2017 年 7 月 1 日《中华人民共和国中医药法》正式实施，2019 年 10 月 20 日中共中央国务院发布《关于促进中医药传承创新发展的意见》，2019 年 10 月 25 日全国中医药大会召开，习近平总书记对中医药工作做出重要指示，强调要传承精华，守正创新。2021 年 1 月 22

日，国务院办公厅印发《关于加快中医药特色发展的若干政策措施》。特别是抗击新冠肺炎疫情的实践，进一步证明了中医经典的生命力，中医药学迎来了发展的春天。全社会对中医经典著作的需求空前高涨。

有鉴于此，我们山东中医药大学中医文献与文化研究院组织资深专家对《中医经典必读丛书》进行了修订。主要工作是：对全部原文根据底本重新进行精心校勘，并遵循《中医古籍整理规范》对校注内容进一步进行规范化整理。

唐代医家王冰《重广补注黄帝内经素问》序云："将升岱岳，非径奚为？欲诣扶桑，无舟莫适。"期望本丛书的出版，能够为广大读者学习和研究中医经典提供一个规范的版本，对中医学的普及与提高有所裨益。

《中医经典必读丛书》

主编　王振国

2021 年 1 月于山东中医药大学

总目录

温病条辨

内容提要

《温病条辨》，清·吴瑭著。约成书于清嘉庆三年（1798），是中医温病学的代表著作之一。

全书六卷，卷首一卷。仿仲景《伤寒论》体例，立温病证治法238条，并于诸条之下自注自辨，书名"条辨"亦出于此。卷首载"原病篇"，历引《黄帝内经》原文并加以诠释阐发，以原温病之始。卷一至卷三将风温、温热、温疫、温毒、冬温等四时温病证治分录于上、中、下三焦篇，详尽阐述其辨证纲要、传变规律及证治方法。上焦篇载治法58条，方46首；中焦篇载治法102条，方88首；下焦篇载治法78条，方64首，并附图一帧。卷四为杂说，包括汗论、伤寒注论、伪病名论、温病起手太阴论等专论17篇，专门讨论温病学理论中有待进一步探究辨明的问题。卷五为解产难，专论产妇患温病的证型及症状治疗。卷六为解儿难，阐述小儿惊风、痘症与温病论治的关系。

全书理、法、方、药条分缕析，是一部系统的温病学专著。因此，本书是学习和研究中医学必读的经典之著。

校注说明

　　《温病条辨》，清·吴瑭著。约成书于清嘉庆三年（1798），是中医温病学的代表著作之一。《温病条辨》的问世，标志着温病学说理论与临床实践发展到了鼎盛时期。

　　吴瑭（1758—1836），字配珩，号鞠通，江苏淮阴人。吴氏 19 岁时，其父病卒，因而"愧恨难名，哀痛欲绝，以为父病不知医，尚复何颜立天地间"，遂立志习医。吴氏"怀救世之心，秉超悟之哲，嗜学不厌，研理备精，抗志以稀古人，虚心而师百氏"，精研《黄帝内经》《伤寒论》，遍考晋唐诸贤之论，学识渊博，功若桴鼓。生平著作以《温病条辨》最为著名，此外还有《吴鞠通医案》《医医病书》。

　　全书六卷，卷首一卷。仿仲景《伤寒论》体例，"文尚简要"，立温病证治法 238 条，并于诸条之下自注自辨，书名"条辨"亦出于此。

《温病条辨》以三焦为纲，标明了多种温病的各类证候，以条文形式论述了各类证候的辨证论治，并在条文后自加分注、方论，以分析病机及方药配伍原则；提出了三焦辨证、育阴清热等重要理论；创制了许多至今广泛运用于临床的著名方剂如桑菊饮、银翘散。该书一经问世，便广为流传。现存主要版本有清嘉庆十八年（1813）问心堂刻本等60余种；且后人如温病学家王孟英、叶霖、陆士谔等对本书广为增补批注。还有医家为促进《温病条辨》普及应用，编撰了许多歌括、汤头歌等，足见本书的影响之大。

本次校勘，采用清嘉庆十八年（1813）问心堂刻道光十六年（1836）重校本为底本，以清同治九年庚午（1870）六安求我斋刻本、人民卫生出版社1963年排印本为校本，以《黄帝内经素问》《灵枢经》《伤寒论》等通行本为他校本。本书辑录批语排为楷体字并使用略字如下：汪（汪按，系汪廷珍评述），徵（徵按，系徵以园评述），眉（眉批，系朱武曹评述）。

本次校注的具体原则：

1. 全书采用简体字横排，并加以现代标点符号。

2. 凡底本中因写刻致误的明显错别字，如"北"写作"此"，"痛"写作"瘤"，"被"写作"彼"等予以径改，俗写字、异体字、古今字，如豆与痘等均以简化字律齐，不出校。

3. 凡底本与校本互异，若显系底本脱误衍倒者，予以勘正，并出校注明据补、据改、据删之版本、书名或理由；若难以判定是非或两义均通者，则出校并存，或酌情表示倾向性意见；若属一般性虚词，或意引、节引他书而无损文义者，或底本不误而显系校本讹误者，一般不予处理；凡底本与校本虽同，但对原书文字仍有疑问者，不妄改，只出校注明疑误、疑衍、疑脱之处，或结合理校判定是非。

4. 对个别冷僻字词加以注释，注音采用拼音加直音的方法。

5. 书序按时间先后重新排列。

6.凡例按原顺序标注序号。

7.原书各卷卷首题写"汪瑟菴先生参订，吴瑭鞠通氏著，徵以园先生同参，受业侄嘉会校字，朱武曹先生点评，男廷莲同校"，本次整理均略去。

由于水平有限，疏漏之处在所难免，敬请同行专家斧正。

宋咏梅

2022 年 1 月于济南

温病条辨序

　　天以五运六气化生万物，不能无过不及之差，于是有六淫之邪，非谓病寒不病温，病温不病寒也。后汉张仲景著《伤寒论》，发明轩岐之奥旨，如日星河岳之历天地，任百世之钻仰①，而义蕴仍未尽也。然其书专为伤寒而设，未尝编及于六淫也。奈后之医者，以治伤寒之法，应无穷之变，势必至凿枘②之不相入。至明陶节庵《六书》，大改仲景之法，后之学者苦张之艰深，乐陶之简易，莫不奉为蓍蔡，而于六淫之邪混而为一，其死于病者十二三，死于医者十八九，而仲景之说视如土苴③矣。余来京

---

　　① 钻仰：深入研求。

　　② 凿枘：圆凿方枘，比喻格格不入。

　　③ 土苴：渣滓，糟粕。

师，获交吴子鞠通，见其治疾，一以仲景为依归，而变化因心，不拘常格，往往神明于法之外，而究不离乎法之中，非有得于仲景之深者不能。久之，乃出所著《温病条辨》七卷，自温而热而暑而湿而燥，一一条分缕析，莫个究其病之所以生，推而至于所终极。其为方也约而精，其为论也闳以肆，俾上千余年之尘雾豁然一开。昔人谓仲景为轩岐之功臣，鞠通亦仲景之功臣也。余少时颇有志于医，年逾四十，始知其难，乃废然而返。今读鞠通之书，目识心融，若有牖其明而启其秘者，不诚学医者一大快事哉！爰不辞而为之序。

嘉庆辛未四月既望宝应朱彬序

温病条辨序

昔淳于公有言：人之所病，病病多；医之所病，病方少。夫病多而方少，未有甚于温病者矣！何也？六气之中，君相二火无论已，风湿与燥，无不兼温，惟寒水与温相反，然伤寒者必病热，天下之病，孰有多于温病者乎？方书始于仲景，仲景之书专论伤寒，此六气中之一气耳。其中有兼言风者，亦有兼言温者，然所谓风者，寒中之风，所谓温者，寒中之温，以其书本伤寒也。其余五气，概未之及，是以后世无传焉。虽然，作者谓圣，述者谓明。学者诚能究其文，通其义，化而裁之，推而行之，以治六气可也，以治内伤可也！亡如①世鲜知

---

① 亡如：无奈。

十^①之才士,以阙如为耻,不能举一反三,惟务按图索骥。盖自叔和而下,大约皆以伤寒之法,疗六气之疴,御风以缔,指鹿为马,殆试而辄困,亦知其术之疏也。因而沿习故方,略变药味,冲和、解肌诸汤纷然著录。至陶氏之书出,遂居然以杜撰之伤寒治天下之六气,不独仲景之书所未言者,不能发明,并仲景已定之书,尽遭窜易。世俗乐其浅近,相与宗之,而生民之祸亟矣!又有吴又可者,著《温疫论》,其方本治一时之时疫,而世误以治常候之温热。最后若方中行、喻嘉言诸子,虽刊温病于伤寒之外,而治法则终未离乎伤寒之中。惟金元刘河间守真氏者,独知热病,超出诸家,所著《六书》,分三焦论治,而不墨守六经,庶几幽室一灯,中流一柱。惜其人朴而少文,其论简而未畅,其方时亦杂而不精,承其后者又不能阐明其意,裨补其疏,而下士闻道,若张景岳之徒,方且怪而訾之,于是其学不明,其说不行。

---

① 知十:"闻一以知十"的略语。意为触类旁通。

而世之俗医，遇温热之病，无不首先发表，杂以消导，继则峻投攻下，或妄用温补，轻者以重，重者以死，幸免则自谓己功，致死则不言己过，即病者亦但知膏肓难挽，而不悟药石杀人。父以授子，师以传弟，举世同风，牢不可破，肺腑无语，冤鬼夜嗥，二千余年略同一辙，可胜慨哉！我朝治洽学明，名贤辈出，咸知溯源《灵》《素》，问道长沙。自吴人叶天士氏《温病论》《温病续论》出，然后当名辨物，好学之士咸知向方，而贪常习故之流，犹且各是师说，恶闻至论，其粗工则又略知疏节，未达精旨，施之于用，罕得十全。吾友鞠通吴子，怀救世之心，秉超悟之哲，嗜学不厌，研理务精，抗志①以希古人，虚心而师百氏，病斯世之贸贸也，述先贤之格言，摅生平之心得，穷源竟委，作为是书，然犹未敢自信，且惧世之未信之也，藏诸笥者久之。予谓学者之心，固无自信时也，然以天下至多之病，而竟无应病之

───────────

① 抗（káng扛）志：高尚其志也。

方，幸而得之，亟宜出而公之。譬如拯溺救焚，岂待整冠束发，况乎心理无异，大道不孤。是书一出，子云：其人必当旦暮遇之，且将有阐明其意，裨补其疏，使夭札之民，咸登仁寿者。此天下后世之幸，亦吴子之幸也。若夫《折杨》《皇荂》，忻然而笑，《阳春》《白雪》，和仅数人，自古如斯。知我罪我，一任当世，岂不善乎？吴子以为然，遂相与评骘而授之梓。

嘉庆十有七年壮月既望
同里愚弟汪廷珍谨序

序

立天之道曰阴与阳，立地之道曰柔与刚，立人之道曰仁与义。医，仁道也，而必智以先之，勇以副之，仁以成之。智之所到，汤液针灸任施，无处不当，否则卤莽不经，草菅民命矣。独是聪明者予智自雄，涉猎者穿凿为智，皆非也。必也博览载籍，上下古今，目如电，心如发，智足以周乎万物，而后可以道济天下也。在昔有熊御极，生而神灵，犹师资于僦贷季、岐伯，而《内经》作。周秦而降，代有智人。东汉长沙而外，能径窥轩岐之壶①奥者，指不多屈。外是缅一家言，争著为书，曾未见长沙之项背者比比。所以医方之祖，必推仲景，而仲景之方壶奥首重伤寒，人皆宗之。自晋王

————————

① 壶（kǔn捆）奥：喻事理的奥秘精微。

叔和编次《伤寒论》，则割裂附会矣。王好古辈
著《伤寒续编》《伤寒类证》等书，俗眼易明，
人多便之。金元以后，所谓仲景之道日晦一日。
嗟夫！晚近庸质不知仲景，宁识伤寒？不知伤
寒，宁识温病？遂至以治寒者治温，自唐宋迄
今，千古一辙，何胜浩叹！然则其法当何如？
曰：天地阴阳，日月水火，罔非对待之理，人
自习焉不察。《内经》平列六气，人自不解耳。
伤寒为法，法在救阳；温热为法，法在救阴。
明明两大法门，岂可张冠李戴耶？假令长沙复
起，必不以伤寒法治温也。仆不敏，年少力学，
搜求经史之余，偶及方书，心窃为之怦怦，自
谓为人子者当知之，然有志焉而未逮也。乾隆
丁未春，萱堂弗豫[①]，即以时温见背[②]，悲愤余生，
无以自赎，誓必欲精于此道。庐墓之中，环列
近代医书，朝研而夕究，茫茫无所发明。求诸
师友，浏览名家，冀有以启迪之，则所知惟糟

① 萱堂弗豫：母亲患病。
② 见背：长辈去世。

粕。上溯而及于汉、唐，洎至《灵枢》《素问》诸经，捧读之余，往往声与泪俱。久之别有会心，十年而后，汩汩焉若心花之漫开，觉古之人原非愚我，我自愚耳。离经泥古，厥罪惟均，读书所贵，得间后可。友人吴子鞠通，通儒也，以颖悟之才，读书而好古敏求，其学医之志，略同于仆，近师承于叶氏，而远追踪乎仲景。其临证也，虽遇危疾，不避嫌怨；其处方也，一遵《内经》，效法仲祖；其用药也，随其证而轻重之，而功若桴鼓。其殆智而勇，勇而仁者哉！嘉庆甲子，出所著治温法示余，余向之急欲订正者，今乃发覆析疑，力矫前非，如拨云见日，宁不快哉！阅十稔而后告成，名曰《温病条辨》，末附三卷，其一为《条辨》之翼，余二卷约幼科、产后之大纲，皆前人之不明六气而致误者，莫不独出心裁，发前人所未发。呜呼！昌黎有云：莫为之前，虽美弗彰；莫为之后，虽圣弗传。此编既出，将欲悬诸国门，以博弹射。积习之难革者，虽未必一时尽革，但能拾其绪余，即可为苍生之福。数百年后，当

必有深识其用心者夫！然后知此编之羽翼长沙，
而为长沙之功臣，实亦有熊氏之功臣也。是
为序。

嘉庆癸酉仲秋谷旦苏完愚弟徵保拜书

问心堂《温病条辨》自序

夫立德、立功、立言，圣贤事也。瑭何人斯，敢以自任？缘瑭十九岁时，父病年余，至于不起。瑭愧恨难名，哀痛欲绝，以为父病不知医，尚复何颜立天地间。遂购方书，伏读于苦块①之余，至张长沙"外逐荣势，内忘身命"之论，因慨然弃举子业，专事方术。越四载，犹子巧官病温，初起喉痹，外科吹以冰硼散，喉遂闭，又遍延诸时医治之，大抵不越双解散、人参败毒散之外，其于温病治法，茫乎未之闻也，后至发黄而死。瑭以初学，未敢妄赞一词，然于是证，亦未得其要领。盖张长沙悲宗族之死，作《玉函经》，为后世医学之祖，

---

① 苦块："寝苦枕块"的略语，指为父母守孝，以草荐为席，以土块为枕。

奈《玉函》中之《卒病论》亡于兵火，后世学者无从仿效，遂至各起异说，得不偿失。又越三载，来游京师，检校《四库全书》，得明季吴又可《温疫论》，观其议论宏阔，实有发前人所未发，遂专心学步焉。细察其法，亦不免支离驳杂，大抵功过两不相掩，盖用心良苦，而学术未精也。又遍考晋唐以来诸贤议论，非不珠璧琳琅，求一美备者盖不可得，其何以传信于来兹！瑭进与病谋，退与心谋，十阅春秋，然后有得，然未敢轻治一人。癸丑岁，都下温疫大行，诸友强起瑭治之，大抵已成坏病，幸存活数十人。其死于世俗之手者，不可胜数。呜呼！生民何辜，不死于病而死于医，是有医不若无医也。学医不精，不若不学医也。因有志采辑历代名贤著述，去其驳杂，取其精微，间附己意，以及考验，合成一书，名曰《温病条辨》，然未敢轻易落笔。又历六年，至于戊午，吾乡汪瑟庵先生促瑭曰：来岁己未湿土正化，二气中温疠大行。子盍速成是书，或者有益于民生乎！瑭愧不敏，未敢自信，恐以救人之心，获欺人之罪，转相仿效，至于无穷，罪何自赎哉！然是书不出，其得失终未可见，因不揣固陋，黾勉成章，就正海内名贤，指其疵谬，历为驳正，将万世赖之无穷期也。

淮阴吴瑭自序

凡 例

一、是书仿仲景《伤寒论》作法，文尚简要，便于记诵。又恐简则不明，一切议论悉于分注注明，俾纲举目张，一见了然，并免后人妄注，致失本文奥义。

二、是书虽为温病而设，实可羽翼伤寒。若真能识得伤寒，断不致疑麻桂之法不可用。若真能识得温病，断不致以辛温治伤寒之法治温病。伤寒自以仲景为祖，参考诸家注述可也。温病当于是书中辨似处究心焉。

三、晋唐以来诸名家，其识见学问工夫未易窥测，瑭岂敢轻率毁谤乎！奈温病一证，诸贤悉未能透过此关，多所弥缝补救，皆未得其本真，心虽疑虑，未敢直断明确，其故皆由不能脱却《伤寒论》蓝本，其心以为推戴仲景，不知反晦仲景之法。至王安道始能脱却伤寒，辨证温病,惜其论之未详,立法未备。吴又可力为卸却伤寒,单论温病,惜其立论不精,立法不纯,又不可从。惟叶天士持论平和,立法精细,然叶氏吴人,所治多南方证,又立论甚简,但有医案散见于杂证之中,人多忽之而不深究。瑭故历取诸贤精妙,考之《内经》,参以心得,为是编之作。诸贤如木工钻眼,已至九分,瑭特透此一分,作圆满会耳,非敢谓高过前世贤也。至于驳证处,不得不下直言,恐误来学。《礼》云:事师无犯无隐。瑭谨遵之。

四、是书分为六①卷,首卷历引经文为纲,分注为目,原温病之始;一卷为上焦篇,凡一切温病之属上焦者系之;二卷为中焦篇,凡温病之属中焦者系之;三卷为下焦篇,凡温病之属下焦者系之;四卷杂说救逆,病后调治,俾阅者心目瞭然,胸有成局,不致临证混淆,有治上犯中、治中犯下之弊;末附一卷,专论产后调治与产后惊风、小儿急慢惊风、痘证,缘

---

① 六:原作"五",据目录及正文改。

世医每于此证，惑于邪说，随手杀人，毫无依据故也。

五、经谓先夏至为病温，后夏至为病暑。可见暑亦温之类，暑自温而来，故将暑温、湿温并收入温病论内。然治法不能尽与温病相同，故上焦篇内第四条谓温毒、暑温、湿温不在此例。

六、是书之出，实出于不得已。因世之医温病者毫无尺度，人之死于温病者不可胜犯。无论先达后学，有能择其弊窦，补其未备，瑭将感之如师资之恩。

七、是书原为济病者之苦，医医士之病，非为获利而然，有能翻版传播者听之，务望校对真确。

八、《伤寒论》六经由表入里，由浅及深，须横看。本论三焦由上及下，亦由浅入深，须竖看，与《伤寒论》为对待文字，有一纵一横之妙。学者诚能合二书而细心体察，自无难识之证，虽不及内伤，而万病诊法，实不出此一纵一横之外。

九、方中所定分量，宜多宜少，不过大概而已，尚须临证者自行斟酌。盖药必中病而后可，病重药轻，见病不愈，反生疑惑；若病轻药重，伤及无辜，又系医者之大戒。古人治病，胸有定见，目无全牛，故于攻伐之剂每用多备少服法，于调补之剂病轻者日再服，重者日三服，甚则日三夜一服。后人治病，多系捉风捕影，往往病东药西，败事甚多，因拘于约方之说，每用药多者二三钱，少则三五分为率，遂成痼疾。吾见大江南北用甘草必三五分。夫甘草之性最为和平，有国老之称，坐镇有余，施为不足，设不假之以重权，乌能为功。即此一端，殊属可笑。医并甘草而不能用，尚望其用他药哉！不能用甘草之医，尚足以言医哉！观北方儿科，于小儿痘证，自一二朝用大黄，日加一二钱，甚至三五钱，加至十三四朝，成数两之多，其势必咬牙寒战，灰白塌陷，犹曰此毒未净也，仍须下之，有是理乎？经曰：大毒治病，十衰其六；中毒治病，十衰其七；小毒治病，十衰其八；无毒治病，十衰其九；食养尽之，勿使过剂。医者全在善测病情，宜多宜少，胸有确见，然后依经训约之，庶无过差也。

　　十、此书须前后互参，往往义详于前而略于后，详于后而略于前。再，法有定而病无定。如温病之不兼湿者，忌刚喜柔，愈后胃阳不复，或因前医过用苦寒，致伤胃阳，亦间有少用刚者；温病之兼湿者，忌柔喜刚，湿退热存之际，乌得不用柔哉！全在临证者善察病情，毫无差忒也。

　　十一、是书原为温病而设，如疟、痢、疸、痹，多因暑温、湿温而成，不得不附见数条，以粗立规模，其详不及备载，以有前人之法可据，故不详论。是书所详论者，论前人之未备者也。

　　十二、是书着眼处，全在认证无差，眉四字为通部提纲。用药先后缓急得宜，不求识证之真，而妄议药之可否，不可与言医也。

　　十三、古人有方即有法，故取携自如，无投不利。后世之失，一失于测证无方，识证不真，再失于有方无法。本论于各方条下，必注明系用《内经》何法，俾学者知先识证，而后有治病之法，先知有治病之法，而后择用何方。有法同而方异者，有方似同而法异者，稍有不真，即不见效，不可不详察也。

十四、大匠诲人，必以规矩，学者亦必以规矩。是书有鉴于唐宋以来，人自为规，而不合乎大中至正之规，以至后学宗张者非刘，宗朱者非李，未识医道之全体。故远追《玉函经》，补前人之未备，尤必详立规矩，使学者有阶可升，至神明变化出乎规矩之外而仍不离乎规矩之中，所谓纵心所欲不逾矩。是所望于后之达士贤人，补其不逮，诚不敢自谓尽善又尽美也。

目　录

卷首 原病篇

一、《六元正纪大论》曰：辰戌之岁，初之气，民厉温病。卯酉之岁，二之气，厉大至，民善暴死。终之气，其病温。寅申之岁，初之气，温病乃起。丑未之岁，二之气，温厉大行，远近咸若。子午之岁，五之气，其病温。巳亥之岁，终之气，其病温厉。

叙气运，原温病之始也。每岁之温，有早暮微盛不等，司天、在泉，主气、客气，相加临而然也。细考《素问》注自知，兹不多赘。

按：吴又可谓温病非伤寒，温病多而伤寒少，甚通。谓非其时而有其气，未免有顾此失彼之诮。盖时和岁稔，天气以宁，民气以和，虽当盛之岁亦微；至于凶荒兵火之后，虽应微之岁亦盛，理数自然之道，无足怪者。

二、《阴阳应象大论》曰：喜怒不节，寒暑过

度，生乃不固。故重阴必阳，重阳必阴，故曰：冬伤于寒，春必病温。

上节统言司天之病，此下专言人受病之故。

细考宋元以来诸名家，皆不知温病伤寒之辨。如庞安常之《卒病论》，朱肱之《活人书》，韩祗和之《微旨》，王实之《证治》，刘守真之《伤寒医鉴》《伤寒直格》，张子和之《伤寒心镜》等书，眉上句尤多。非以治伤寒之法治温病，即将温暑认作伤寒而疑麻桂之法不可用，遂别立防风通圣、双解通圣、九味羌活等汤，甚至于辛温药中加苦寒，王安道《溯洄集》中辨之最详，兹不再辩。论温病之最详者，莫过张景岳、吴又可、喻嘉言三家。时医所宗者，三家为多，请略陈之。按张景岳、喻嘉言皆著讲寒字，并未理会本文上有"故曰"二字，上文有"重阴必阳，重阳必阴"二句。张氏立论出方，悉与伤寒混，谓温病即伤寒，袭前人之旧，全无实得，固无足论。喻氏立论，虽有分析，中篇亦混入伤寒少阴、厥阴证，出方亦不能外辛温发表、辛热温里，为害实甚。以苦心力学之士，尚不免智者千虑之失，尚何怪后人之无从取法，随手杀人哉！甚矣，学问之难也！
吴又可实能识得寒温二字，所见之证实无取乎辛
温、辛热、甘温。又不明伏气为病之理，以为何
者为即病之伤寒，何者为不即病待春而发之温
病，遂直断温热之原，非风寒所中，不责己之不
明，反责经言之谬。瑭推原三子之偏，各自有说。
张氏混引经文，将论伤寒之文引证温热，以伤寒
化热之后，经亦称热病故也。张氏不能分析，遂
将温病认作伤寒。喻氏立论，开口言春温，当初
春之际，所见之病多有寒证，遂将伤寒认作温病。
吴氏当崇祯凶荒兵火之际，满眼温疫，遂直辟经
文"冬伤于寒，春必病温"之文。盖皆各执己见，
不能融会贯通也。瑭按伏气为病，如春温、冬咳、
温疟，《内经》已明言之矣。亦有不因伏气，乃司
天时令现行之气，如前列《六元正纪》所云是也，
此二者皆理数之常者也。更有非其时而有其气，
如又可所云戾气，间亦有之，乃其变也。惟在司
命者，善察其常变，而补救之。

三、《金匮真言论》曰：夫精者，身之本也。
故藏于精者，春不病温。

　　《易》曰：履霜坚冰至。圣人恒示戒于早，必谨于微。《记》曰：凡事豫则立。经曰：上工不治已病治未病，圣人不治已乱治未乱。此一节，当与月令参看，与上条冬伤于寒互看。盖谓冬伤寒则春病温，惟藏精者足以避之。故《素问》首章《上古天真论》，即言男女阴精之所以生、所以长、所以枯之理。次章紧接《四气调神大论》，示人春养生以为夏奉长之地，夏养长以为秋奉收之地，秋养收以为冬奉藏之地，冬养藏以为春奉生之地。盖能藏精者，一切病患皆可却，岂独温病为然哉！《金匮》谓五脏元真通畅人即安和，是也。何喻氏不明此理，将"冬伤于寒"作一大扇文字，将"不藏精"又作一大扇文字，将"不藏精而伤于寒"又总作一大扇文字，勉强割裂《伤寒论》原文以实之，未免有过虑则凿之弊。"不藏精"三字须活看，不专主房劳说，一切人事之能摇动其精者皆是，即冬日天气应寒而阳不潜藏，如春日之发泄，甚至桃李反花之类亦是。

　　![汪]喻氏天资超卓，学力精锐，在此道诚为独辟榛芜，深窥奥。但帖括结习太重，往往于间架门面上着

力，论伤寒以青龙与桂麻鼎峙，柯氏已正其失矣，乃论温病仍用三扁，甚至方法数目，一一求合《伤寒论》。正如汉唐步天，以律吕卦爻为主，牵凑补缀，反使正义不明，读者当分别观之也。《寓意草》中金鉴一条，仍属伤寒，指为温病者非。

四、《热论篇》曰：凡病伤寒而成温者，先夏至日者为病温，后夏至日者为病暑。暑当与汗出，勿止。

温者，暑之渐也。先夏至，春候也。春气温，阳气发越，阴精不足以承之，故为病温；后夏至，温盛为热，热盛则湿动，热与湿搏而为暑也。勿者，禁止之词，勿止暑之汗，即治暑之法也。

五、《刺志论》曰：气盛身寒，得之伤寒；气虚身热，得之伤暑。

此伤寒暑之辨也。经语分明如此，奈何世人悉以治寒法治温暑哉！

六、《生气通天论》曰：因于暑，汗，烦则喘喝，静则多言。

暑中有火，性急而疏泄，故令人自汗。火与心同气相求，故善烦。（烦从火从页，谓心气不宁，而面若火烁也。）烦则喘喝者，火克金故喘，郁遏胸中清廓之气，故欲喝而呻之。其或邪不外张而内藏于心，则静。心主言，暑邪在心，虽静亦欲自言不休也。

七、《论疾诊尺篇》曰：尺肤热甚，脉盛躁者，病温也。其脉盛而滑者，病且出也。

此节以下，诊温病之法。经之辨温病，分明如是。何世人悉谓伤寒，而悉以伤寒足三阴经温法治之哉！张景岳作《类经》，割裂经文，蒙混成章，由未细心绌绎①也。尺肤热甚，火烁精也；脉盛躁，精被火煎沸也；脉盛而滑，邪机向外也。

八、《热病篇》曰：热病三日，而气口静、人迎躁者，取之诸阳五十九刺，以泻其热而出其汗，实其阴以补其不足者。身热甚，阴阳皆静者，勿刺也。其可刺者，急取之，不汗出则泄。所谓勿刺者，有死征也。热病七日、八日动喘②而弦者，急刺之。汗且自出，浅刺手大指间。热病七日、

---

① 绌绎：也作"抽绎"。理其端绪。

② 动喘：《灵枢·热病》作"脉口动喘"。

八日脉微小，病者溲血，口中干，一日半而死，
脉代者，一日死。热病已得汗而脉尚躁，喘，且
复热，勿刺肤，喘甚者死。热病七日、八日脉不
躁，躁不散数，后三日中有汗，三日不汗，四日
死。未曾汗者，勿腠刺之。热病不知所痛，耳聋
不能自收，口干，阳热甚；阴颇有寒者，热在骨
髓，死不可治。热病已得汗而脉尚躁盛，此阴脉
之极也，死。其得汗而脉静者生。热病者，脉尚
躁盛而不得汗者，此阳脉之极也，死。（阳脉之极，
虽云死征，较前阴阳俱静有差。此证犹可大剂急急救
阴，亦有活者。盖已得汗而阳脉躁甚，邪强正弱，正尚
能与邪争。若留得一分正气，便有一分生理，只在留之
得法耳。至阴阳俱静，邪气深入下焦阴分，正无捍邪之
意，直听邪之所为，不死何待。）脉盛躁，得汗，静
者生。热病不可刺者有九：一曰汗不出，大颧发
赤，哕者死；二曰泄而腹满甚者死；三曰目不明，
热不已者死；四曰老人婴儿，热而腹满者死；五
曰汗不出①，呕，下血者死；六曰舌本烂，热不已

---

①　汗不出：原为"汗大出"，据《灵枢·热病》改。

者死；七日咳而衄，汗不出，出不至足者死；八日髓热者死；九日热而痉者死，腰折、瘛疭、齿噤龂也。凡此九者，不可刺也。太阳之脉，色荣颧骨，热病也，与厥阴脉争见者，死期不过三日。少阳之脉，色荣颊前，热病也，与少阴脉争见者，死期不过三日。

此节历叙热病之死征，以禁人之刺，盖刺则必死也。然刺固不可，亦间有可药而愈者。盖刺法能泄能通，开热邪之闭结最速。至于益阴以留阳，实刺法之所短，而汤药之所长也。

热病三日，而气口静，人迎躁者，邪机尚浅，在上焦，故取之诸阳以泄其阳邪，阳气通则汗随之。实其阴以补其不足者，阳盛则阴衰，泻阳则阴得安其位，故曰实其阴，泻阳之有余，即所以补阴之不足，故曰补其不足也。眉独具只眼，可谓饮上池水矣。（实其阴以补其不足，此一句实治温热之吃紧大纲。盖热病未有不耗阴者，其耗之未尽则生，尽则阳无留恋，必脱而死也。真能体味此理，思过半矣。此论中治法，实从此处入手。）眉要领：前人所云，一言以蔽之，曰存津液。

　　身热甚而脉之阴阳皆静，脉证不应，阳证阴脉，故曰勿刺。热病七八日，动喘而弦，喘为肺气实，弦为风火鼓荡，故浅刺手大指间以泄肺热，肺之热痹开则汗出。大指间，肺之少商穴也。热证七八日，脉微小者，邪气深入下焦血分，逼血从小便出，故溲血。肾精告竭，阴液不得上潮，故口中干。脉至微小，不惟阴精竭，阳气亦从而竭矣，死象自明。倘脉实者可治，法详于后。热病已得汗，脉尚躁而喘，故知其复热也。热不为汗衰，火热克金故喘，金受火克，肺之化源欲绝，故死。间有可治，法详于后。热病不知所痛，正衰不与邪争也；耳聋，阴伤精欲脱也；不能自收，真气惫也；口干热甚，阳邪独盛也；阴颇有寒，此寒字作虚字讲，谓下焦阴分颇有虚寒之证，以阴精亏损之人，真气败散之象已见，而邪热不退，未有不乘其空虚而入者，故曰热在骨髓，死不治也。其有阴衰阳盛，而真气未至溃败者，犹有治法，详见于后。热病已得汗而脉尚躁盛，此阴虚之极，故曰死。然虽不可刺，犹可以药沃之得法，亦有生者，法详于后。脉躁盛不得汗，此阳盛之极也。阳盛而至于极，阴无容留之地，故亦曰死。然用药开之得法，犹可生，法详于后。汗不出而颧赤，邪盛不得解也；哕，脾阴病也。阴阳齐病，治阳碍阴，治阴碍阳，故曰死也。泄而腹满甚，脾阴病重也，亦系阴阳皆病。目不明，精散而气脱也。经曰：精散视歧。又曰：气脱者，目不明。热犹未已，仍烁其精而伤其气，不死得乎！老人婴儿，一则孤阳已衰，一则稚阳未足，既得温热之阳病，又加腹满之阴病，不必至于满甚，而已有死道焉。汗不出为邪，阳盛。呕为正阳衰。下血者，热邪深入不得外出，必逼迫阴络之血下注，亦为阴阳两伤也。舌本烂，肾脉、胆脉、心脉皆循喉咙，系舌本，阳邪深入，则一阴一阳之火结于血分，肾水不得上济，热退犹可生，热仍不止，故曰死也。咳而衄，邪闭肺络，上行清道，汗出邪泄可生，不然则化源绝矣。髓热者，邪入至深至于肾部也。热而痉，邪入至深至于肝部也。以上九条，虽皆不可刺，后文亦间立治法，亦有可生者。太阳之脉色荣颧骨，为热病者，按手太阳之脉由目内眦斜络于颧，而与足太阳交，是颧者两太阳交处也。太阳属水，水受火沸，故色荣赤为热病也；与厥阴脉争见，厥阴木也，水受火之反克，金不来生水①反生火，水无容足之地，圄名言叠出。故死速也。少阳之脉色荣颊前，为热病者，按手少阳之脉，出耳前，过客主人前（足少阳穴），交颊至目锐眦而交足少阳，是颊前两少阳之处也。少阳属相火，火色现于二经交会之处，故为热病也；与少阴脉争见，少阴属君火，二火相炽，水难为受，圄所谓一水不胜二火也。故亦不出三日而死也。

九、《评热病论》：帝曰：有病温者，汗出辄复热，脉躁疾，不为汗衰，狂言不能食，病名为何？岐伯曰：病名阴阳交，交者死也。人所以汗出者，皆生于谷，谷生于精。今邪气交争于骨肉而得汗者，是邪却而精胜也；精胜则当能食而不复热。复热者，邪气也。汗者，精气也。今汗出而辄复热者，邪气胜也。不能食者，精无俾也。病而留者，其寿可立而倾也。且夫《热论》曰：

---

① 水：原作"木"，据文义改。

汗出而脉尚躁盛者死。今脉不与汗相应，此不胜其病也，其死明矣。狂言者，是失志，失志者死。今见三死，不见一生，虽愈必死也。

此节语意自明。经谓必死之证，谁敢谓生，然药之得法，有可生之理。前所谓针药各异用也，详见后。

十、《刺热篇》曰：肝热病者，小便先黄，腹痛多卧，身热。热争则狂言及惊，胁满痛，手足躁不得安卧。庚辛甚，甲乙大汗，气逆则庚辛日死。刺足厥阴、少阳，其逆则头痛员员，脉引冲头也。

肝痛小便先黄者，肝脉络阴器。又肝主疏泄，肝病则失其疏泄之职，故小便先黄也。腹痛多卧，木病克脾土也。热争，邪热甚而与正气相争也。狂言及惊，手厥阴心包病也。两厥阴同气，热争则手厥阴亦病也。胁满痛，肝脉行身之两旁，胁其要路也。手足躁不得安卧，肝主风，风淫四末，又木病克土，脾主四肢，木病热，必吸少阴肾中真阴，阴伤，故骚扰不得安卧也。庚辛金日克木，故甚。甲乙肝木旺时，故汗出而愈。气逆谓病重而不顺其可愈之理，故逢其不胜之日而死也。刺足厥阴、少阳，厥阴系本脏。少阳，厥阴之腑也。并刺之者，病在脏，泻其腑也。逆则头痛以下，肝主升，病极而上升之故。自庚辛日甚以下之理，余脏仿此。

十一、**心热病者，先不乐，数日乃热。热争则卒心痛，烦闷善呕，头痛，面赤，无汗；壬癸甚，丙丁大汗，气逆则壬癸死。刺手少阴、太阳。**

心病先不乐者，心包名膻中，居心下，代君用事，经谓膻中为臣使之官，喜乐出焉，心病故不乐也。卒心痛，凡实痛，皆邪正相争；热争，故卒然心痛也。烦闷，心主火，故烦；膻中气不舒，故闷。呕，肝病也。两厥阴同气，膻中代心受病，故热甚而争之后，肝病亦见也，且邪居膈上，多善呕也。头痛，火升也；面赤，火色也。无汗，汗为心液；心病故汗不得通也。

十二、**脾热病者，先头重，颊痛，烦心，颜青，欲呕，身热。热争则腰痛不可用俯仰，腹满**

泄，两颔痛，甲乙甚，戊己^①大汗，气逆则甲乙
死。刺足太阴、阳明。

脾病头先重者，脾属湿土，性重，经谓湿之
中人也，首如裹，故脾病头先重也。颊，少阳部
也。土之与木，此负则彼胜，土病而木病亦见也。
烦心，脾脉注心也。颜青欲呕，亦木病也。腰痛
不可用俯仰，腰为肾之府，脾主制水，肾为司水
之神，脾病不能制水，故腰痛；再脾病胃不能独
治，阳明主约束而利机关，故痛而至于不可用俯
仰也。腹满泄，脾经本病也。颔痛，亦木病也。

十三、肺热病者，先淅然厥起毫毛，恶风寒，
舌上黄，身热；热争则喘咳，痛走胸膺背，不得
太息，头痛不堪，汗出而寒；丙丁甚，庚辛大汗，
气逆则丙丁死。刺手太阴、阳明，出血如大豆
立已。

肺病先恶风寒者，肺主气，又主皮毛，肺病
则气贲郁，不得捍卫皮毛也。舌上黄者，肺气不
化，则湿热聚而为黄苔（按苔字，方书悉作胎，胎

————————

①戊己：原为"戊巳"，据文义改。

乃胎包之胎，特以苔生舌上，故从肉旁。不知古人借用
之字甚多，盖湿热蒸而生苔，或黄或白，或青或黑，皆
因病之深浅，或寒或热，或燥或湿而然，如春夏间石上
土坂之阴面生苔者然。故本论苔字，悉从草，不从肉。）
也。喘，气郁极也。咳，火克金也。胸膺，背之
腑也，皆天气主之。肺主天气，肺气郁极，故痛
走胸膺背也。走者，不定之词。不得太息，气郁
之极也。头痛不堪，亦天气贲郁之极也。汗出而
寒，毛窍开，故汗出，汗出卫虚，故恶寒，又肺
本恶寒也。

**十四、肾热病者，先腰痛，胻痠，苦渴数饮，
身热；热争则项痛而强，胻寒且痠，足下热，不
欲言，其逆则项痛，员员澹澹然；戊己甚，壬癸
大汗，气逆则戊己死。刺足少阴、太阳。**

肾病腰先痛者，腰为肾之府，又肾脉贯脊，
会于督之长强穴。胻，肾脉入跟中，以上腨内，
太阳之脉亦下贯腨内，腨即胻也；痠，热烁液也。
苦渴数饮，肾主五液而恶燥，病热则液伤而燥，
故苦渴而饮水求救也。项，太阳之脉从颠入络脑，
还出别下项；肾病至于热争，脏病甚而移之腑，

故项痛而强也。胻寒且痠，胻义见上。寒，热极为寒也；痠，热烁液也。足下热，肾脉从小指之下，邪趋足心涌泉穴，病甚而热也。不欲言，心主言，肾病则水克火也。员员澹澹，状其痛之甚而无奈也。

十五、肝热病者，左颊先赤；心热病者，颜先赤；脾热病者，鼻先赤；肺热病者，右颊先赤；肾热病者，颐先赤。病虽未发，见赤色者刺之，名曰治未病。

此节言五脏欲病之先，必各现端绪于其部分，示人早治，以免热争则病重也。

十六、《热论篇》：帝曰：热病已愈，时有所遗者，何也？岐伯曰：诸遗者，热甚而强食之，故有所遗也。若此者，皆病已衰而热有所藏，因其谷气相薄，两热相合，故有所遗也。帝曰：治遗奈何？岐伯曰：视其虚实，调其逆从，可使必已也。帝曰：病热当何禁之？岐伯曰：病热少愈，食肉则复，多食则遗，此其禁也。

此节言热病之禁也，语意自明。大抵邪之着人也，每借有质以为依附。热时断不可食，热退必须少食，如兵家坚壁清野之计，必俟热邪尽退，而后可大食也。

十七、《刺法论》：帝曰：余闻五疫之至，皆相染易，无问大小，病状相似，不施救疗，如何可得不相移易者？岐伯曰：不相染者，正气存内，邪不可干。

此言避疫之道。按此下尚有避其毒气若干言，以其想青气、想白气等，近于祝由家言，恐后人附会之词，故节之，要亦不能外"正气存内，邪不可干"二句之理，语意已尽，不必滋后学之惑也。

十八、《玉版论要》曰：病温，虚甚死。

病温之人，精血虚甚，则无阴以胜温热，故死。

十九、《平人气象论》曰：人一呼，脉三动；一吸，脉三动而躁，尺热，曰病温；尺不热，脉滑，曰病风；脉涩，曰痹。

呼吸俱三动，是六七至脉矣，而气象又急躁，若尺部肌肉热，则为病温。盖温病必伤金水二脏之津液，尺之脉属肾，尺之穴属肺也。此处肌肉热，故知为病温。其不热而脉兼滑者，则为病风。风之伤人也，阳先受之。尺为阴，故不热也。如脉动躁而兼涩，是气有余而血不足，病则为痹矣。

卷一　上焦篇

风温　温热　温疫　温毒　冬温

一、温病者，有风温、有温热、有温疫、有温毒、有暑温、有湿温、有秋燥、有冬温、有温疟。

此九条，见于王叔和《伤寒例》中居多。叔和又牵引《难经》之文以神其说。按时推病，实有是证，叔和治病时，亦实遇是证。但叔和不能别立治法，而叙于《伤寒例》中，实属蒙混。以《伤寒论》为治外感之妙法，遂将一切外感悉收入《伤寒例》中，而悉以治伤寒之法治之。眉心苦为分明。后人亦不能打破此关，因仍苟简，千余年来贻患无穷，皆叔和之作俑，无怪见驳于方有执、喻嘉言诸公也。然诸公虽驳叔和，亦未曾另立方法。喻氏虽立治法，仍不能脱却伤寒圈子，弊与叔和无二，以致后人无所遵依。本论详加考核，准古酌今，细立治法，除伤寒宗仲景法外，俾四时杂感，朗若列眉，未始非叔和有以肇其端，东垣、河间、安道、又可、嘉言、天士宏其议，而瑭得以善其后也。

风温者，初春阳气始开，厥阴行令，风夹温也。温热者，春末夏初，阳气弛张，温盛为热也。温疫者，厉气流行，多兼秽浊，家家如是，若役使然也。温毒者，诸温夹毒，秽浊太甚也。暑温者，正夏之时，暑病之偏于热者也。湿温者，长夏初秋，湿中生热，即暑病之偏于湿者也。眉热湿二字著眼。秋燥者，秋金燥烈之气也。冬温者，冬应寒而反温，阳不潜藏，民病温也。温疟者，阴气先伤，又因于暑，阳气独发也。

按：诸家论温，有顾此失彼之病，故是编首揭诸温之大纲，而名其书曰《温病条辨》。

二、**凡病温者，始于上焦，在手太阴。**

伤寒由毛窍而入，自下而上，始足太阳。足太阳膀胱属水，寒即水之气，同类相从，故病始于此。古来但言膀胱主表，殆未尽其义。肺者，皮毛之合也，独不主表乎？（按人身一脏一腑主表之理，人皆习焉不察。以三才大道言之，天为万物之大表，天属金，人之肺亦属金，肺主皮毛。经曰：皮应天，天一生水，地支始于子，而亥为天门，乃贞元之会。人之膀胱为寒水之腑，故俱同天气，而俱主表也。）治法必以仲景六经次传为祖法。温病由口鼻而入，自上而下，鼻通于肺，始手太阴。太阴，金也。温者，火之气；风者，火之母。火未有不克金者，故病始于此，必从河间三焦定论。再寒为阴邪，虽《伤寒论》中亦言中风，此风从西北方来，乃凛冽之寒风也，最善收引，阴盛必伤阳，故首郁遏太阳经中之阳气，而为头痛、身热等症。太阳，阳腑也；伤寒，阴邪也；阴盛伤人之阳也。温为阳邪，此论中亦言伤风，此风从东方来，乃解冻之温风也，最善发泄。阳盛必伤阴，故首郁遏太阴经中之阴气，而为咳嗽、自汗、口渴、头痛、身热、尺热等症。眉风字从无人辨析至此。太阴，阴脏也；温热，阳邪也；阳盛伤人之阴也。阴阳两大法门之辨，可了然于心目间矣。眉提纲。

夫大明①生于东，月生于西。举凡万物，莫不由此少阳、少阴之气以为生成，故万物皆可名之曰东西。人乃万物之统领也，得东西之气最全，乃与天地东西之气相应。其病也，亦不能不与天地东西之气相应。东西者，阴阳之道路也。由东而往，为木、为风、为湿、为火、为热。湿土居中，与火交而成暑。火也者，南也。由西而往，为金、为燥、为水、为寒。水也者，北也。水火者，阴阳之征兆也。南北者，阴阳之极致也。天地运行，此阴阳以化生万物，故曰天之无恩而大恩生。天地运行之阴阳和平，人生之阴阳亦和平，安有所谓病也哉。天地与人之阴阳，一有所偏，即为病也。偏之浅者病浅，偏之深者病深，偏于火者病温、病热，偏于水者病清、病寒。此水火两大法门之辨，医者不可不知。烛其为水之病也，而温之热之。烛其为火之病也，而凉之寒之。各救其偏，以抵于平和而已，非如鉴之空，一尘不染，如衡之平，毫无倚着，不能暗合乎道妙，岂

---

①　大明：日也。

可各立门户，专主于寒、热、温、凉一家之论而已哉。⬜医学总论。偏于补泻者，厥罪惟均。瑭因辨寒病之源于水，温病之源于火也，而并及之。

三、太阴之为病，脉不缓不紧而动数，或两寸独大，尺肤热，头痛，微恶风寒，身热自汗，口渴，或不渴而咳，午后热甚者，名曰温病。

不缓，则非太阳中风矣；不紧，则非太阳伤寒矣；动数者，风火相扇之象，经谓之躁；两寸独大，火克金也。⬜按温病之脉多洪，或长，或滑，或数，兼见不一，然总无紧脉。紧则为寒，乃非温病。但紧、数二脉相类，辨之宜确。《脉诀》云：数而弦急为紧。又云：紧来如数似弹绳，数脉惟看至数间。玩此，则知紧、数矣。尺肤热，尺部肌肤热甚，火反克水也。头痛、恶风寒、身热、自汗，与太阳中风无异，此处最足以相混，于何辨之？于脉动数，不缓不紧，症有或渴，或咳，尺热，午后热甚辨之。太阳之头痛，风寒之邪循太阳经上至头与项，而项强头痛也。太阴之头痛，肺主天气，天气郁，则头亦痛也，且春气在头，又火炎上也。吴又可谓浮泛太阳经者，臆说也。伤寒之恶寒，太阳属寒水而主表，故恶风寒。温病之恶寒，肺合皮毛而亦主表，故亦恶风寒也。太阳病则周身之阳气郁，故身热；肺主化气，肺病不能化气，气郁则身亦热也。太阳自汗，风疏卫也；太阴自汗，皮毛开也，肺亦主卫。渴，火克金也；咳，肺气郁也。午后热甚，浊邪归下，又火旺时也，又阴受火克之象也。

四、太阴风温、温热、温疫、冬温，初起恶风寒者，桂枝汤主之；但热不恶寒而渴者，辛凉平剂银翘散主之。温毒、暑温、湿温、温疟，不在此例。

按：仲景《伤寒论》原文，太阳病（谓如太阳证，即上文头痛、身热、恶风、自汗也。）但恶热不恶寒而渴者，名曰温病[①]，桂枝汤主之。盖温病忌汗，最喜解肌，桂枝本为解肌，且桂枝芳香化浊，芍药收阴敛液，甘草败毒和中，姜枣调和营卫，温病初起原可用之。此处却变易前法，恶风寒者，

---

① 太阳病……名曰温病：与《伤寒论》原文不符。原文为："太阳病，发热而渴，不恶寒者，为温病。"

主以桂枝；不恶风寒，主以辛凉者，非敢擅违古
训也。仲景所云不恶风寒者，非全不恶风寒也，
其先亦恶风寒，迨既热之后，乃不恶风寒耳。古
文简质，且对太阳中风热时亦恶风寒言之，故不
暇详耳。盖寒水之病，冬气也，非辛温春夏之气，
不足以解之。虽曰温病既恶风寒，明是温自内发，
风寒从外搏成内热外寒之证，故仍旧用桂枝辛温
解肌法，俾得微汗，而寒热之邪皆解矣。温热之
邪，春夏气也。不恶风寒，则不兼寒风可知，此
非辛凉秋金之气，不足以解之。桂枝辛温，以之
治温，是以火济火也。故改从《内经》风淫于内，
治之辛凉，佐以苦甘法。眉全书力辟以温治温之非，
而以桂枝发端，明乎外寒搏内热，或非寒时而感寒气
者，本可用之。而纯乎温病者不可用。春秋皆有之，即
暑中亦有之，皆可少投辛温，但须辨之清切耳。

桂枝汤方

桂枝六钱　芍药三钱，炒　炙甘草二钱　生姜
三片　大枣二枚，去核

煎法服法，必如《伤寒论》原文而后可。不
然不惟失桂枝汤之妙，反生他变，病必不除。

汪 麻黄、桂枝即系肺药，故传足不传手。前人多不以为然，但人之经络相通而天之感气则异，故治法不同也。

辛凉平剂**银翘散**方

连翘一两　银花一两　苦桔梗六钱　薄荷六钱　竹叶四钱　生甘草五钱　芥穗四钱　淡豆豉五钱　牛蒡子六钱

上杵为散，每服六钱，鲜苇根汤煎。香气大出，即取服，勿过煮。肺药取轻清，过煮则味厚而入中焦矣。病重者约二时一服，日三服，夜一服。轻者三时一服，日二服，夜一服。病不解者，作再服。盖肺位最高，药过重则过病所，少用又有病重药轻之患，故从普济消毒饮，时时轻扬法。眉 妙甚。今人亦间有用辛凉法者，多不见效，盖病大药轻之故。一不见效，遂改弦易辙，转去转远，即不更张，缓缓延至数日后，必成中下焦证矣。胸膈闷者，加藿香三钱，郁金三钱，护膻中；渴甚者，加花粉；项肿咽痛者，加马勃、元参；衄者，去芥穗、豆豉，加白茅根三钱，侧柏炭三钱，栀子炭三钱；咳者，加杏仁利肺气；二三日病犹

在，肺热渐入里，加细生地、麦冬保津液；再不
解，或小便短者，加知母、黄芩、栀子之苦寒，
与麦、地之甘寒，合化阴气，而治热淫所胜。

方论按：温病忌汗，汗之不惟不解，反生他
患。圉要著。盖病在手经，徒伤足太阳无益；病自
口鼻吸受而生，徒发其表亦无益也。且汗为心液，
心阳受伤，必有神明内乱，谵语癫狂，内闭外脱
之变。再误汗，虽曰伤阳，汗乃五液之一，未始
不伤阴也。《伤寒论》曰：尺脉微者为里虚，禁
汗。其义可见。其曰伤阳者，特举其伤之重者而
言之耳。温病最善伤阴，用药又复伤阴，岂非为
贼立帜乎？此古来用伤寒法治温病之大错也。至
若吴又可开首立一达原饮，其意以为直透膜原，
使邪速溃。其方施于藜藿壮实人之温疫病，容有
愈者，芳香辟秽之功也；若施于膏粱纨绔及不甚
壮实人，未有不败者。盖其方中首用槟榔、草
果、厚朴为君。夫槟榔，子之坚者也。诸子皆
降，槟榔苦辛而温，体重而坚，由中走下，直达
肛门，中下焦药也。草果亦子也，其气臭烈大热，
其味苦，太阴脾经之劫药也。厚朴苦温，亦中焦

药也。岂有上焦温病，首用中下焦苦温雄烈劫夺之品，先劫少阴津液之理？知母、黄芩亦皆中焦苦燥里药，岂可用乎？况又有温邪游溢三阳之说，而有三阳经之羌活、葛根、柴胡加法，是仍以伤寒之法杂之，全不知温病治法。后人止谓其不分三焦，犹浅说也。其三消饮加入大黄、芒硝，惟邪入阳明，气体稍壮者，幸得以下而解，或战汗而解，然往往成弱证，虚甚者则死矣。况邪有在卫者、在胸中者、在营者、入血者，妄用下法，其害可胜言耶？岂视人与铁石一般，并非气血生成者哉？究其始意，原以矫世医以伤寒法治病温之弊，颇能正陶氏之失，奈学未精纯，未足为法。至喻氏、张氏多以伤寒三阴经法治温病，其说亦非。以世医从之者少，而宗又可者多，故不深辨耳。本方谨遵《内经》风淫于内，治以辛凉，佐以苦甘，热淫于内，治以咸寒，佐以甘苦之训。（王安道《溯洄集》亦有温暑当用辛凉不当用辛温之论。谓仲景之书为即病之伤寒而设，并未尝为不即病之温暑而设。张凤逵集治暑方，亦有暑病首用辛凉，继用甘寒，再用酸泄酸敛，不必用下之论，皆先得我心者。）

又宗喻嘉言芳香逐秽之说，用东垣清心凉膈散，辛凉苦甘。病初起，且去入里之黄芩，勿犯中焦；加银花辛凉，芥穗芳香，散热解毒，牛蒡子辛平，润肺解热散结，除风利咽，皆手太阴药也。合而论之，经谓冬不藏精，春必病温。又谓藏于精者，春不病温。又谓病温，虚甚死。可见病温者，精气先虚。圊着眼。止此二语，沾丐后学无穷矣。此方之妙，预护其虚，纯然清肃上焦，不犯中下，无开门揖盗之弊，有轻以去实之能。用之得法，自然奏效。此叶氏立法，所以迥出诸家也。

五、太阴温病，恶风寒，服桂枝汤已，恶寒解，余病不解者，银翘散主之，余证悉减者，减其制。

太阴温病，总上条所举而言也。恶寒已解，是全无风寒，止余温病，即禁辛温法，改从辛凉。减其制者，减银翘散之制也。

六、太阴风温，但咳，身不甚热，微渴者，辛凉轻剂桑菊饮主之。

咳，热伤肺络也；身不甚热，病不重也；渴而微，热不甚也。恐病轻药重，故另立轻剂方。

辛凉轻剂桑菊饮方

杏仁二钱　连翘一钱五分　薄荷八分　桑叶二钱五分　菊花一钱　苦梗二钱　甘草八分　苇根二钱

水二杯，煮取一杯，日二服。二三日不解，气粗似喘，燥在气分者，加石膏、知母；舌绛，暮热甚燥，邪初入营，加元参二钱，犀角一钱；在血分者，去薄荷、苇根，加麦冬、细生地、玉竹、丹皮各二钱；肺热甚，加黄芩；渴者，加花粉。

方论：此辛甘化风，辛凉微苦之方也。盖肺为清虚之脏，微苦则降，辛凉则平，立此方所以避辛温也。今世咸用杏苏散通治四时咳嗽，不知杏苏散辛温，只宜风寒，不宜风温，且有不分表里之弊。此方独取桑叶、菊花者，桑得箕星之精，箕好风，风气通于肝，故桑叶善平肝风。春乃肝令而主风，木旺金衰之候，故抑其有余。桑叶芳香有细毛，横纹最多，故亦走肺络而宣肺气。菊花晚成，芳香味甘，能补金水二脏，故用之以补其不足。风温咳嗽，虽系小病，常见误用辛温重剂，销烁肺液，致久嗽成劳者，不一而足。眉吃紧语。圣人不忽于细，必谨于微，医者于此等处，尤当加意也。

七、太阴温病，脉浮洪、舌黄、渴甚、大汗、面赤、恶热者，辛凉重剂白虎汤主之。

脉浮洪，邪在肺经气分也；舌黄，热已深；渴甚，津已伤也；大汗，热逼津液也；面赤，火炎上也；恶热，邪欲出而未遂也。辛凉平剂，焉能胜任？非虎啸风生，金飙退热，而又能保津液不可。眉篇中屡言保津液，读者不可忽也。前贤多用之。

辛凉重剂白虎汤方

生石膏一两，研　知母五钱　生甘草三钱　白粳米一合

水八杯，煎取三杯，分温三服，病退减后服，不知再作服。

方论：义见法下，不再立论，下仿此。

八、太阴温病，脉浮大而芤，汗大出，微喘，甚至鼻孔扇者，白虎加人参汤主之。脉若散大者，急用之，倍人参。

浮大而芤，几于散矣，阴虚而阳不固也。补

阴药有鞭长莫及之虞，惟白虎退邪阳，人参固正阳，使阳能生阴，乃救化源欲绝之妙法也。汗涌、鼻扇、脉散，皆化源欲绝之征兆也。

白虎加人参汤方

即于前方内加人参三钱。

九、白虎本为达热出表，若其人脉浮弦而细者，不可与也；脉沉者不可与也；不渴者，不可与也；汗不出者，不可与也。常须识此，勿令误也。

此白虎之禁也。按白虎慓悍，邪重非其力不举。用之得当，原有立竿见影之妙；若用之不当，祸不旋踵。懦者，多不敢用，未免坐误事机；孟浪者，不问其脉证之若何，一概用之，甚至石膏用至斤余之多，应手而效者固多，应手而毙者亦复不少。皆未真知确见其所以然之故，故手下无准的也。

十、太阴温病，气血两燔者，玉女煎去牛膝加元参主之。

气血两燔，不可专治一边，故选用张景岳气血两治之玉女煎。去牛膝者，牛膝趋下，不合太阴证之用；改熟地为细生地者，亦取其轻而不重，凉而不温之义，且细生地能发血中之表也；加元参者，取其壮水制火，预防咽痛、失血等症也。眉此思患预防之义。

玉女煎去牛膝熟地加元参细生地方（辛凉合甘寒法）

生石膏一两　知母四钱　元参四钱　细生地六钱　麦冬六钱

水八杯，煮取三杯，分二次服；渣再煮一钟服。

十一、太阴温病，血从上溢者，犀角地黄汤合银翘散主之。有中焦病者，以中焦法治之。若吐粉红血水者，死不治。血从上溢，脉七八至以上，面反黑者，死不治。可用清络育阴法。

血从上溢，温邪逼迫，血液上走清道，循清窍而出，故以银翘散败温毒，以犀角地黄清血分之伏热，而救水即所以救金也。至粉红水，非血非液，实血与液交迫而出，有燎原之势，化源速绝。血从上溢，而脉至七八至，面反黑，火极而似水，反兼胜己之化也，亦燎原之势莫制。下焦津液亏极，不能上济君火，君火反与温热之邪合德，肺金其何以堪？故皆主死。化源绝，乃温病第一死法也。仲子曰：敢问死？孔子曰：未知生，焉知死？瑭以为医者不知死，焉能救生。细按温病死状百端，大纲不越五条。在上焦有二：一曰肺之化源绝者死；二曰心神内闭，内闭外脱者死。中焦亦有二：一曰阳明大实，土克水者死；二曰脾郁发黄，黄极则诸窍为闭，秽浊塞窍者死。在下焦则无非热邪深入，销烁精液，涸尽而死也。

犀角地黄汤方（见下焦篇）

银翘散方（见前）

已用过表药者，去豆豉、芥穗、薄荷。

十二、太阴温病，口渴甚者，雪梨浆沃之。吐白沫黏滞不快者，五汁饮沃之。

此皆甘寒救液法也。

雪梨浆方（甘冷法）

以甜水梨大者一枚，薄切，新汲凉水内浸半日，时时频饮。

五汁饮方（甘寒法）

梨汁　荸荠汁　鲜苇根汁　麦冬汁　藕汁（或

用蔗浆）

临时斟酌多少，和匀凉服。不甚喜凉者，重汤炖温服。

十三、太阴病得之二三日，舌微黄，寸脉盛，心烦懊憹，起卧不安，欲呕不得呕，无中焦证，栀子豉汤主之。

温病二三日，或已汗，或未汗，舌微黄，邪已不全在肺中矣。寸脉盛，心烦懊憹，起卧不安，欲呕不得，邪在上焦膈中也。在上者，因而越之，故涌之以栀子，开之以香豉。

栀子豉汤方（酸苦法）

栀子五枚，捣碎　香豆豉六钱

水四杯，先煮栀子，数沸后，纳香豉，煮取二杯。先温服一杯，得吐止后服。

十四、太阴病得之二三日，心烦不安，痰涎壅盛，胸中痞塞，欲呕者，无中焦证，瓜蒂散主之。虚者加参芦。

此与上条有轻重之分，有有痰无痰之别。重剂不可轻用，病重药轻，又不能了事，故上条只用栀子豉汤，快涌膈中之热。此以痰涎壅盛，必用瓜蒂散急吐之，恐邪入包宫而成痉厥也。瓜蒂、栀子之苦寒，合赤小豆之甘酸，所谓酸苦涌泄为阴，善吐热痰，亦在上者，因而越之方也。

瓜蒂散方（酸苦法）

甜瓜蒂一钱　赤小豆二钱，研　山栀子二钱

水二杯，煎取一杯，先服半杯，得吐止后服，不吐再服。虚者，加入参芦一钱五分。

十五、太阴温病，寸脉大，舌绛而干，法当渴，今反不渴者，热在营中也，清营汤去黄连主之。

渴乃温之本病，今反不渴，滋人疑惑。而舌绛且干，两寸脉大，的系温病。盖邪热入营，蒸腾营气上升，故不渴。不可疑不渴非温病也。故以清营汤清营分之热，去黄连者，不欲其深入也。

清营汤方（见暑温门中）

十六、太阴温病，不可发汗。发汗而汗不出者，必发斑疹；汗出过多者，必神昏谵语。发斑者，化斑汤主之。发疹者，银翘散去豆豉，加细生地、丹皮、大青叶，倍元参主之。禁升麻、柴胡、当归、防风、羌活、白芷、葛根、三春柳。

眉此等处皆深得仲景意，而人不解此久矣。**神昏谵语者，清宫汤主之，牛黄丸、紫雪丹、局方至宝丹亦主之。**

温病忌汗者，病由口鼻而入，邪不在足太阳之表，故不得伤太阳经也。时医不知而误发之，若其人热盛血燥不能蒸汗，温邪郁于肌表血分，故必发斑疹也。若其人表疏，一发而汗出不止，汗为心液，误汗亡阳，心阳伤而神明乱，中无所主，故神昏。心液伤而心血虚，心以阴为体，心阴不能济阳，则心阳独亢。心主言，故谵语不休也，且手经逆传，世罕知之。手太阴病不解，本有必传手厥阴心包之理，况又伤其气血乎！

化斑汤方

石膏一两　知母四钱　生甘草三钱　元参三钱　犀角二钱　白粳米一合

水八杯，煮取三杯，日三服。渣再煮一钟，夜一服。

方论：此热淫于内，治以咸寒，佐以苦甘法也。前人悉用白虎汤作化斑汤者，以其为阳明证也。阳明主肌肉，斑家遍体皆赤，自内而外，故

以石膏清肺胃之热，知母清金保肺而治阳明独胜
之热，甘草清热解毒和中，粳米清胃热而保胃液，
白粳米阳明燥金之岁谷也。本论独加元参、犀角
者，以斑色正赤，木火太过，其变最速，但用白
虎燥金之品清肃上焦，恐不胜任，故加元参启肾
经之气，上交于肺，庶水天一气，上下循环，不
致泉源暴绝也。眉微妙可思。犀角咸寒，禀水木火
相生之气，为灵异之兽，具阳刚之体，主治百毒
蛊疰，邪鬼瘴气，取其咸寒，救肾水，以济心火，
托斑外出，而又败毒避瘟也；再病至发斑，不独
在气分矣，眉著眼。故加二味凉血之品。

银翘散去豆豉加细生地丹皮大青叶倍元参方

即于前银翘散内去豆豉，加细生地四钱，大
青叶三钱，丹皮三钱，元参加至一两。

方论：银翘散义见前。加四物，取其清血热；
去豆豉，畏其温也。

按：吴又可有托里举斑汤，不言疹者，混斑
疹为一气也。考温病中发疹者十之七八，发斑者
十之二三。盖斑乃纯赤或大片，为肌肉之病，故
主以化斑汤，专治肌肉；疹系红点高起，麻、瘄、

痧皆一类，系血络中病，故主以芳香透络，辛凉解肌，甘寒清血也。其托里举斑汤方中用归、升、柴、芷、穿山甲，皆温燥之品，岂不畏其灼津液乎？且前人有痘宜温、疹宜凉之论，实属确见，况温疹更甚于小儿之风热疹乎！其用升、柴，取其升发之义，不知温病多见于春夏发生之候，天地之气有升无降，岂用再以升药升之乎？且经谓冬藏精者，春不病温。是温病之人，下焦精气久已不固，安庸再升其少阳之气，使下竭上厥乎？经谓无实实，无虚虚，必先岁气，无伐天和，可不知耶？后人皆尤而效之，实不读经文之过也。

再按：时人发温热之表，二三日汗不出者，即云斑疹蔽伏，不惟用升、柴、羌、葛，且重以山川柳发之。不知山川柳一岁三花，故得三春之名，俗转音三春为山川。此柳古称柽木，《诗》所谓"其柽其椐"者是也。其性大辛大温，生发最速，横枝极细，善能入络，专发虚寒白疹，若温热气血沸腾之赤疹，岂非见之如雠仇乎？夫善治温病者，原可不必出疹，即有邪郁二三日或三五日，既不得汗，有不得不疹之势，亦可重者化轻，轻者化无。若一派辛温刚燥，气受其灾，而移热于血，岂非自造斑疹者乎？再时医每于疹已发出，便称放心，不知邪热炽甚之时，正当谨慎，一有疏忽，为害不浅。再，疹不忌泻，若里结，须微通之，不可令大泄致内虚下陷。法在中焦篇。

汪三春柳一名西河柳，又名观音柳，《图经》《别录》未载，自缪希雍《广笔记》盛推其治疹之功，而用者遂多。不知寒疹须发，温疹不须发，可用辛凉，不可用辛温也。木绵纱之类同此。疹以泻为顺，忌升提，忌补涩，亦不宜下，以犯中下二焦。其疹痛者，当苦寒坚阴，治属中下。

清宫汤方

元参心三钱　莲子心五分　竹叶卷心二钱　连翘心二钱　犀角尖二钱，磨冲　连心麦冬三钱

加减法：热痰盛，加竹沥、梨汁各五匙；咳痰不清，加瓜蒌皮一钱五分；热毒盛加金汁、人中黄；渐欲神昏加银花三钱，荷叶二钱，石菖蒲一钱。

方论：此咸寒甘苦法，清膻中之方也。谓之清宫者，以膻中为心之宫城也。俱用心者，凡心

有生生不已之意，心能入心，即以清秽浊之品，便补心中生生不已之生气，救性命于微甚也。火能令人昏，水能令人清。神昏谵语，水不足而火有余，又有秽浊也。且离以坎为体，元参味苦属水，补离中之虚，犀角灵异味咸，辟秽解毒，所谓灵犀一点通，善通心气，色黑补水，亦能补离中之虚，故以二物为君。⊡体会入微。莲心甘苦咸，倒生根，由心走肾，能使心火下通于肾，又回环上升，能使肾水上潮于心，故以为使。连翘象心，心能退心热，竹叶心锐而中空，能通窍清火，故以之为佐。麦冬之所以用心者，《本经》称其主心腹结气、伤中伤饱、胃脉络绝，试问去心，焉能散结气、补伤中、通伤饱、续胃脉络绝哉？盖麦冬禀少阴癸水之气，一本横生，根颗连络，有十二枚者，有十四五枚者，所以然之故，手足三阳三阴之络，共有十二，加任之尾翳、督之长强，共十四，又加脾之络，共十五。此物性合人身自然之妙也，惟圣人能体物象，察物情，用麦冬以通续络脉。命名与天冬并称门冬者，冬主闭藏，门主开转，谓其有开合之功能也。其妙处全在一心之用。从古并未有去心之明文。张隐庵谓不知始自何人，相沿已久而不可改。瑭遍考始知自陶弘景始也。盖陶氏惑于"诸心入心，能令人烦"之一语，不知麦冬无毒，载在上品，久服身轻，安能令人烦哉？如参、术、芪、草，以及诸仁诸子，莫不有心，亦皆能令人烦而悉去之哉！陶氏之去麦冬心，智者千虑之失也。此方独取其心，以散心中秽浊之结气，故以之为臣。

安宫牛黄丸方

牛黄一两　郁金一两　犀角一两　黄连一两　朱砂一两　梅片二钱五分　麝香二钱五分　珍珠五钱　山栀一两　雄黄一两　金箔衣　黄芩一两

上为极细末，炼老蜜为丸，每丸一钱，金箔为衣，蜡护。脉虚者，人参汤下；脉实者，银花薄荷汤下。每服一丸。兼治飞尸卒厥、五痫、中恶、大人小儿痉厥之因于热者。大人病重体实者，日再服，甚至日三服；小儿服半丸，不知再服半丸。

方论：此芳香化秽浊而利诸窍，咸寒保肾水而安心体，苦寒通火腑而泻心用之方也。牛黄得日月之精，通心主之神；犀角主治百毒、邪鬼瘴气；珍珠得太阴之精，而通神明，合犀角补水救火；郁金，草之香；梅片，木之香；（按冰片洋外老杉木浸成，近世以樟脑打成伪之，樟脑发水中之火，为害甚大，断不可用。）雄黄，石之香；麝香，乃精血之香。合四香以为用，使闭锢之邪热温毒深在厥阴之分者，一齐从内透出，而邪秽自消，神明可复也。黄连泻心火，栀子泻心与三焦之火，黄芩泻胆、肺之火，使邪火与诸香一齐俱散也。朱砂补心体，泻心用，合金箔坠痰而镇固，再合真珠、犀角为督战之主帅也。

紫雪丹方（从《本事方》去黄金）

滑石一斤　石膏一斤　寒水石一斤　磁石水煮二斤，捣煎去渣，入后药　羚羊角五两　木香五两　犀角五两　沉香五两　丁香一两　升麻一斤　元参一斤　炙甘草半斤

以上八味，并捣锉入前药汁中煎，去渣，入后药：朴硝、硝石各二斤，提净，入前药汁中，微火煎，不住手将柳木搅，候汁欲凝，再加入后二味：辰砂三两（研细），麝香一两二钱（研细）。

入前药拌匀。合成，退火气，冷水调服一二钱。

方论：诸石利水火而通下窍。磁石、元参补肝肾之阴而上济君火。犀角、羚羊泻心、胆之火。甘草和诸药而败毒，且缓肝急。诸药皆降，独用一味升麻，盖欲降先升也。诸香化秽浊，或开上窍，或开下窍，使神明不致坐困于浊邪而终不克复其明也。丹砂色赤，补心而通心火，内含汞而补心体，为坐镇之用。诸药用气，硝独用质者，以其水卤结成，性峻而易消，泻火而散结也。

局方至宝丹方

犀角一两，镑　朱砂一两，飞　琥珀一两，研　玳瑁一两，镑　牛黄五钱　麝香五钱

以安息重汤炖化，和诸药为丸一百丸，蜡护。

方论：此方荟萃各种灵异，皆能补心体，通心用，除邪秽，解热结，共成拨乱反正之功。

大抵安宫牛黄丸最凉，紫雪次之，至宝又次之，主治略同，而各有所长，临用对证斟酌可也。

十七、邪入心包，舌謇肢厥，牛黄丸主之，

紫雪丹亦主之。

厥者，尽也。阴阳极造其偏，皆能致厥。伤寒之厥，足厥阴病也。温热之厥，手厥阴病也。〔眉〕著眼。舌卷囊缩，虽同系厥阴现证，要之舌属手，囊属足也。盖舌为心窍，包络代心用事。肾囊前后，皆肝经所过，断不可以阴阳二厥混而为一，若陶节庵所云冷过肘膝，便为阴寒，恣用大热。再热厥之中，亦有三等：有邪在络居多，而阳明证少者，则从芳香，本条所云是也。有邪搏阳明，阳明太实，上冲心包，神迷肢厥，甚至通体皆厥，当从下法，本论载入中焦篇。有日久邪杀阴亏而厥者，则从育阴潜阳法，本论载入下焦篇。

牛黄丸、紫雪丹方（并见前）

十八、温毒咽痛喉肿，耳前耳后肿，颊肿，面正赤，或喉不痛，但外肿，甚则耳聋，俗名大头温、虾蟆温者，普济消毒饮去柴胡、升麻主之，初起一二日，再去芩、连，三四日加之佳。

温毒者，秽浊也。凡地气之秽，未有不因少阳之气而自能上升者。春夏地气发泄，故多有是证；秋冬地气间有不藏之时，亦或有是证；人身之少阴素虚，不能上济少阳，少阳升腾莫制，亦多成是证；小儿纯阳火多，阴未充长，亦多有是证。咽痛者，经谓一阴一阳结，谓之喉痹。盖少阴少阳之脉，皆循喉咙，少阴主君火，少阳主相火，相济为灾也。耳前、耳后、颊前肿者，皆少阳经脉所过之地，颊车不独为阳明经穴也。面赤者，火色也。甚则耳聋者，两少阳之脉，皆入耳中，火有余则清窍闭也。治法总不能出李东垣普济消毒饮之外。其方之妙，妙在以凉膈散为主，而加化清气之马勃、僵蚕、银花，得轻可去实之妙。再加元参、牛蒡、板蓝根，败毒而利肺气，补肾水以上济邪火。去柴胡、升麻者，以升腾飞越太过之病，不当再用升也。说者谓其引经，亦甚愚矣！凡药不能直至本经者，方用引经药作引，此方皆系轻药，总走上焦，开天气，肃肺气，岂须用升、柴直升经气耶！去黄芩、黄连者，芩、连里药也，病初起未至中焦，不得先用里药故犯中焦也。

普济消毒饮去升麻柴胡黄芩黄连方

连翘一两　薄荷三钱　马勃四钱　牛蒡子

六钱　芥穗三钱　僵蚕五钱　元参一两　银花一两　板蓝根五钱　苦梗一两　甘草五钱

　　上共为粗末，每服六钱，重者八钱，鲜苇根汤煎，去渣服。约二时一服，重者一时许一服。

　　十九、温毒外肿，水仙膏主之，并主一切痈疮。 眉 此治瘟毒第一捷径法门也。

　　按：水仙花得金水之精，隆冬开花，味苦微辛，寒滑无毒。苦能降火败毒，辛能散邪热之结，寒能胜热，滑能利痰。其妙用全在汁之胶黏，能拔毒外出，使毒邪不致深入脏腑伤人也。

　　水仙膏方

　　水仙花根，不拘多少，剥去老赤皮与根须，入石臼捣如膏，敷肿处，中留一孔出热气，干则易之，以肌肤上生黍米大小黄疮为度。

　　二十、温毒敷水仙膏后，皮间有小黄疮如黍米者，不可再敷水仙膏，过敷则痛甚而烂，三黄二香散主之。

　　三黄取其峻泻诸火，而不烂皮肤；二香透络中余热而定痛。

三黄二香散方（苦辛芳香法）

黄连一两　黄柏一两　生大黄一两　乳香五钱　没药五钱

上为极细末，初用细茶汁调敷，干则易之，继则用香油调敷。

二十一、温毒神昏谵语者，先与安宫牛黄丸、紫雪丹之属，继以清宫汤。

安宫牛黄丸、紫雪丹、清宫汤（方法并见前）

暑 温

二十二、形似伤寒，但右脉洪大而数，左脉反小于右，口渴甚，面赤，汗大出者，名曰暑温，在手太阴，白虎汤主之。脉芤甚者，白虎加人参汤主之。

此标暑温之大纲也。按温者热之渐，热者温之极也。温盛为热，木生火也。热极湿动，火生土也。上热下湿，人居其中，而暑成矣。若纯热不兼湿者，仍归前条温热例，不得混入暑也。形似伤寒者，谓头痛、身痛、发热、恶寒也。水火极不同性，各造其偏之极，反相同也。故经谓水极而似火也，火极而似水也。伤寒，伤于水气之寒，故先恶寒而后发热，寒郁人身卫阳之气而为热也，故仲景《伤寒论》中，有已发热或未发之文。若伤暑则先发热，热极而后恶寒。盖火盛必克金，肺性本寒，而复恶寒也。然则伤暑之发热恶寒，虽与伤寒相似，其所以然之故实不同也，学者诚能究心于此，思过半矣。脉洪大而数，甚则芤，对伤寒之脉浮紧而言也。独见于右手者，对伤寒之左脉大而言也，右手主上焦气分，且火克金也，暑从上而下，不比伤寒从下而上，左手主下焦血分也，故伤暑之左脉反小于右。口渴甚、面赤者，对伤寒太阳证面不赤、口不渴而言也。火烁津液，故口渴。火甚未有不烦者，面赤者，烦也。烦字从火从页，谓火现于面也。汗大出者，对伤寒汗不出而言也。首白虎例者，盖白虎乃秋金之气，所以退烦暑，白虎为暑温之正例也，其源出自《金匮》，守先圣之成法也。眉不知守先圣成法者，不可与读此书。

白虎汤、白虎加人参汤方（并见前）

二十三、《金匮》谓太阳中暍，发热恶寒，身重而疼痛，其脉弦细芤迟，小便已，洒然毛耸，手足逆冷；小有劳，身即热，口开，前板齿燥，若发其汗，则恶寒甚；加温针，则发热甚，数下，则淋甚。可与东垣清暑益气汤。

张石顽注谓：太阳中暍，发热恶寒，身重而疼痛，此因暑而伤风露之邪，手太阳标证也。手太阳小肠属火，上应心包，二经皆能制金烁肺，肺受火刑，所以发热恶寒似足太阳证。其脉或见弦细，或见芤迟，小便已，洒然毛耸，此热伤肺胃之气，阳明本证也。（愚按：小便已，洒然毛耸，似乎非阳明证，乃足太阳膀胱证也。盖膀胱主水，火邪太甚而制金，则寒水来为金母复仇也。所谓五行之极，反兼胜己之化。）发汗则恶寒甚者，气虚重夺（当作伤）其津（当作阳）也。温针则发热甚者，重伤经中之液，转助时火，肆虐于外也。数下之则淋甚者，劫其在里之阴，热势乘机内陷也。此段经文，本无方治，东垣特立清暑益气汤，足补仲景之未逮。

愚按：此言太过。仲景当日，必有不可立方

之故，或曾立方，而后世脱简，皆未可知。岂东垣能立而仲景反不能立乎？但细按此证，恰可与清暑益气汤。曰可者，仅可而有所未尽之词，尚望遇是证者，临时斟酌尽善。至沈目南《金匮要略注》谓当用辛凉甘寒，实于此证不合。盖身重疼痛，证兼寒湿也。即目南自注，谓发热恶寒，身重疼痛，其脉弦细芤迟，内暑而兼阴湿之变也。岂有阴湿而用甘寒柔以济柔之理？既曰阴湿，岂辛凉所能胜任！不待辩而自明。

清暑益气汤方（辛甘化阳、酸甘化阴复法）

黄芪一钱　黄柏一钱　麦冬二钱　青皮一钱　白术一钱五分　升麻三分　当归七分　炙草一钱　神曲一钱　人参一钱　泽泻一钱　五味子八分　陈皮一钱　苍术一钱五分　葛根三分　生姜二片　大枣二枚

水五杯，煮取二杯，渣再煮一杯，分温三服。虚者得宜，实者禁用；汗不出而但热者禁用。

二十四、手太阴暑温，如上条证，但汗不出者，新加香薷饮主之。

证如上条，指形似伤寒，右脉洪大，左手反

小，面赤口渴而言。但以汗不能自出，表实为异，故用香薷饮发暑邪之表也。按香薷辛温芳香，能由肺之经而达其络。鲜扁豆花，凡花皆散，取其芳香而散，且保肺液，以花易豆者，恶其呆滞也。夏日所生之物，多能解暑，惟扁豆花为最。如无花时，用鲜扁豆皮；若再无此，用生扁豆皮。厚朴苦温，能泻实满。厚朴，皮也，虽走中焦，究竟肺主皮毛，以皮从皮，不为治上犯中。若黄连、甘草，纯然里药，暑病初起，且不必用，恐引邪深入，故易以银花、连翘，取其辛凉达肺经之表，纯从外走，不必走中也。

温病最忌辛温，暑证不忌者，以暑必兼湿，湿为阴邪，非温不解。眉分别极明晰。故此方香薷、厚朴用辛温，而余则佐以辛凉云。下文湿温论中，不惟不忌辛温，且用辛热也。

新加香薷饮方（辛温复辛凉法）

香薷二钱　银花三钱　鲜扁豆花三钱　厚朴二钱　连翘二钱

水五杯，煮取二杯。先服一杯，得汗，止后服；不汗，再服；服尽不汗，再作服。

二十五、手太阴暑温，服香薷饮，微得汗，不可再服香薷饮重伤其表，暑必伤气，最令表虚，虽有余证，知在何经，以法治之。

按：伤寒非汗不解，最喜发汗；伤风亦非汗不解，最忌发汗，只宜解肌。此麻、桂之异其治，即异其法也。眉如庖丁解牛，奏刀騞然。温病亦喜汗解，最忌发汗，只许辛凉解肌，辛温又不可用，妙在导邪外出，俾营卫气血调和，自然得汗，不必强责其汗也。若暑温、湿温，则又不然。暑非汗不解，可用香薷发之。发汗之后，大汗不止，仍归白虎法。固不比伤寒、伤风之漏汗不止，而必欲桂、附护阳实表，亦不可屡虚其表，致令厥脱也，观古人暑门有生脉散法，其义自见。

二十六、手太阴暑温，或已经发汗，或未发汗，而汗不止，烦渴而喘，脉洪大有力者，白虎汤主之；脉洪大而芤者，白虎加人参汤主之；身重者，湿也，白虎加苍术汤主之；汗多脉散大，喘喝欲脱者，生脉散主之。

此条与上文少异者，只已经发汗一句。

白虎加苍术汤方

即于白虎汤内加苍术三钱。

汗多而脉散大，其为阳气发泄太甚，内虚不司留恋可知。生脉散酸甘化阴，守阴所以留阳，阳留，汗自止也。以人参为君，所以补肺中元气也。

生脉散方（酸甘化阴法）

人参三钱　麦冬二钱，不去心　五味子一钱

水三杯，煎取八分二杯，分二次服，渣再煎服。脉不敛，再作服，以脉敛为度。

二十七、手太阴暑温，发汗后，暑证悉减，但头微胀，目不了了，余邪不解者，清络饮主之。邪不解而入中下焦者，以中下法治之。

既曰余邪，不可用重剂明矣，只以芳香轻药，清肺络中余邪足矣。倘病深而入中下焦，又不可以浅药治深病也。

清络饮方（辛凉芳香法）

鲜荷叶边二钱　鲜银花二钱　西瓜翠衣二钱　鲜扁豆花一枝　丝瓜皮二钱　鲜竹叶心二钱

水二杯，煮取一杯，日二服。凡暑伤肺经气分之轻证皆可用也。

二十八、手太阴暑温，但咳无痰，咳声清高者，清络饮加甘草、桔梗、甜杏仁、麦冬、知母主之。

咳而无痰，不嗽可知。咳声清高，金音清亮，久咳则哑，偏于火而不兼湿也。即用清络饮，清肺络中无形之热，加甘、桔开提，甜杏仁利肺而不伤气，麦冬、知母保肺阴而制火也。

清络饮加甘桔甜杏仁麦冬汤方

即于清络饮内，加甘草一钱，桔梗二钱，甜杏仁二钱，麦冬三钱。

二十九、两太阴暑温，咳而且嗽，咳声重浊，痰多，不甚渴，渴不多饮者，小半夏加茯苓汤再加厚朴、杏仁主之。

既咳且嗽，痰涎复多，咳声重浊，重浊者，土音也，其兼足太阴湿土可知。不甚渴，渴不多饮，则其中之有水可知，此暑温而兼水饮者也。故以小半夏加茯苓汤蠲饮和中，再加厚朴、杏仁，利肺泻湿，预夺其喘满之路。水用甘澜，取其走而不守也。

此条应入湿温，却列于此处者，以与上条为

对待之文，可以互证也。

小半夏加茯苓汤再加厚朴杏仁方（辛温淡法）

半夏八钱　茯苓块六钱　厚朴三钱　生姜五
钱　杏仁三钱

甘澜水八杯，煮取三杯，温服，日二。

三十、脉虚，夜寐不安，烦渴舌赤，时有谵
语，目常开不闭，或喜闭不开，暑入手厥阴也。
手厥阴暑温，清营汤主之。舌白滑者，不可与也。

夜寐不安，心神虚而阳不得入于阴也。烦渴，
舌赤，心用恣而心体亏也。时有谵语，神明欲乱
也。目常开不闭，目为火户，火性急，常欲开以
泄其火，且阳不下交于阴也；或喜闭不开者，阴
为亢阳所损，阴损则恶见阳光也。故以清营汤急
清营中之热，而保离中之虚也。若舌白滑，不惟
热重，湿亦重矣。湿重忌柔润药，当于湿温例中
求之，故曰不可与清营汤也。

清营汤方（咸寒苦甘法）

犀角三钱　生地五钱　元参三钱　竹叶心一
钱　麦冬三钱　丹参二钱　黄连一钱五分　银花三
钱　连翘二钱，连心用

水八杯，煮取三杯，日三服。

三十一、手厥阴暑温，身热，不恶寒，精神不了了，时时谵语者，安宫牛黄丸主之，紫雪丹亦主之。

身热，不恶寒，已无手太阴证。神气欲昏，而又时时谵语，不比上条时有谵语，谨防内闭，故以芳香开窍、苦寒清热为急。

安宫牛黄丸、紫雪丹（方义并见前）

三十二、暑温，寒热，舌白不渴，吐血者，名曰暑瘵，为难治，清络饮加杏仁薏仁滑石汤主之。

寒热，热伤于表也；舌白不渴，湿伤于里也，皆在气分。而又吐血，是表里气血俱病，岂非暑瘵重证乎？此证纯清则碍虚，纯补则碍邪，故以清络饮清血络中之热，而不犯手；加杏仁利气，气为血帅故也；薏仁、滑石利在里之湿。冀邪退气宁而血可止也。

清络饮加杏仁薏仁滑石汤方

即于清络饮内加杏仁二钱，滑石末三钱，薏仁三钱，服法如前。

三十三、小儿暑温，身热，卒然痉厥，名曰暑痫，清营汤主之，亦可少与紫雪丹。

小儿之阴，更虚于大人，况暑月乎！一得暑温，不移时有过卫入营者，盖小儿之脏腑薄也。脏腑薄则传变速也。血络受火邪逼迫，火极而内风生，俗名急惊，混与发散消导，死不旋踵。惟以清营汤清营分之热而保津液，使液充阳和，自然汗出而解，断断不可发汗也。可少与紫雪者，清包络之热而开内窍也。

三十四、大人暑痫，亦同上法。热初入营，肝风内动，手足瘛疭，可于清营汤中加钩藤、丹皮、羚羊角。

清营汤、紫雪丹（方法并见前）

伏 暑

按：暑温、伏暑，名虽异而病实同，治法须前后互参，故中下焦篇不另立一门。

三十五、暑兼湿热，偏于暑之热者为暑温，多手太阴证而宜清；偏于暑之湿者为湿温，多足

太阴证而宜温；湿热平等者两解之。各宜分晓，不可混也。

此承上起下之文。按暑温、湿温，古来方法最多精妙，不比前条温病毫无尺度，本论原可不必再议，特以《内经》有先夏至为病温、后夏至为病暑之明文，是暑与温，流虽异而源则同，不得言温而遗暑，言暑而遗湿。又以历代名家，悉有蒙混之弊。盖夏日三气杂感，本难条分缕析。惟叶氏心灵手巧，精思过人，案中治法，丝丝入扣，可谓汇众善以为长者，惜时人不能知其一二。然其法散见于案中，章程未定，浅学者读之，有望洋之叹，无怪乎后人之无阶而升也。故本论摭拾其大概，粗定规模，俾学者有路可寻。精妙甚多，不及备录，学者仍当参考名家，细绎叶案，而后可以深造。再按张洁古云：静而得之为中暑，动而得之为中热；中暑者阴证，中热者阳证。呜呼！洁古笔下如是不了了，后人奉以为规矩准绳，此医道之所以难言也。试思中暑，竟无动而得之者乎？中热，竟无静而得之者乎？似难以动、静二字分暑、热。又云：中暑者阴证。暑字从日，

日岂阴物乎？暑中有火，岂阴邪乎？暑中有阴耳，
湿是也，非纯阴邪也。中热者阳证，斯语诚然，
要知热中亦兼秽浊，秽浊亦阴类也，是中热非纯
无阴也。盖洁古所指之中暑，即本论后文之湿温
也；其所指之中热，即本论前条之温热也。张景
岳又细分阴暑、阳暑。所谓阴暑者，即暑之偏于
湿，成足太阴之里证也；阳暑者，即暑之偏于热，
而成手太阴之表证也。学者非目无全牛，不能批
隙中窾。宋元以来之名医，多自以为是，而不求
之自然之法象，无怪乎道之常不明，而时人之随
手杀人也，可胜慨哉！

汪偏湿偏热，伤手伤足，挈领提纲，可谓不易之
论。学者从此认清，自不患动手便错矣。又按洁古所谓
动者，指奔走劳役之人，触冒天地之热气而病者也；所
谓静者，指富贵安逸之人，纳凉于高堂大厦以避热而中
湿者也。然动者亦有时中湿，静者亦有时中热，未可拘
执。静者一种内又有乘凉饮冷，无湿气而但中寒气，应
用桂枝、大顺，甚则理中、四逆者，此即夏月伤寒，当
一一条分缕析也。至景岳于六气治法，全未入门，无足
置论。

三十六、长夏受暑，过夏而发者，名曰伏暑。霜未降而发者少轻，霜既降而发者则重，冬日发者尤重，子、午、丑、未之年为多也。

长夏盛暑，气壮者不受也；稍弱者但头晕片刻，或半日而已；次则即病；其不即病而内舍于骨髓，外舍于分肉之间者，气虚者也。盖气虚不能传送暑邪外出，必待秋凉金气相搏而后出也。金气本所以退烦暑，金欲退之，而暑无所藏，故伏暑病发也。其有气虚甚者，虽金风亦不能击之使出，必待深秋大凉、初冬微寒相逼而出，故为尤重也。子、午、丑、未之年为独多者，子、午君火司天，暑本于火也；丑、未湿土司天，暑得湿则留也。

三十七、头痛，微恶寒，面赤烦渴，舌白，脉濡而数者，虽在冬月，犹为太阴伏暑也。

头痛，恶寒，与伤寒无异；面赤烦渴，则非伤寒矣，然犹似伤寒阳明证；若脉濡而数，则断断非伤寒矣。盖寒脉紧，风脉缓，暑脉弱，濡则弱之象，弱即濡之体也。濡即离中虚，火之象也；紧即坎中满，水之象也。火之性热，水之性寒。

象各不同，性则迥异，何世人悉以伏暑作伤寒治，而用足六经羌、葛、柴、苓，每每杀人哉！象各不同，性则迥异，故曰虽在冬月，定其非伤寒而为伏暑也。冬月犹为伏暑，秋日可知。伏暑之与伤寒，犹男女之别，一则外实中虚，一则外虚中实，岂可混哉！

三十八、太阴伏暑，舌白口渴，无汗者，银翘散去牛蒡、元参，加杏仁、滑石主之。

此邪在气分而表实之证也。

三十九、太阴伏暑，舌赤口渴，无汗者，银翘散加生地、丹皮、赤芍、麦冬主之。

此邪在血分而表实之证也。

四十、太阴伏暑，舌白，口渴，有汗，或大汗不止者，银翘散去牛蒡子、元参、芥穗，加杏仁、石膏、黄芩主之；脉洪大，渴甚，汗多者，仍用白虎法；脉虚大而芤者，仍用人参白虎法。

此邪在气分而表虚之证也。

四十一、太阴伏暑，舌赤，口渴，汗多，加减生脉散主之。

此邪在血分表虚之证也。

银翘散去牛蒡子元参加杏仁滑石方

即于银翘散内去牛蒡子、元参，加杏仁六钱，飞滑石一两。服如银翘散法。胸闷，加郁金四钱，香豉四钱；呕而痰多，加半夏六钱，茯苓六钱；小便短，加薏仁八钱，白通草四钱。

银翘散加生地丹皮赤芍麦冬方

即于银翘散内加生地六钱，丹皮四钱，赤芍四钱，麦冬六钱。服法如前。

银翘散去牛蒡子元参芥穗加杏仁石膏黄芩方

即于银翘散内去牛蒡子、元参、芥穗，加杏仁六钱，生石膏一两，黄芩五钱，服法如前。

白虎法、白虎加人参法（俱见前）

加减生脉散方（酸甘化阴法）

沙参三钱　麦冬三钱　五味子一钱　丹皮二钱　细生地三钱

水五杯，煮二杯，分温再服。

四十二、伏暑、暑温、湿温，证本一源，前后互参，不可偏执。

湿温　寒湿

四十三、头痛，恶寒，身重疼痛，舌白不渴，脉弦细而濡，面色淡黄，胸闷不饥，午后身热，状若阴虚，病难速已，名曰湿温。汗之则神昏耳聋，甚则目瞑不欲言；下之则洞泄；润之则病深不解。长夏、深秋、冬日同法，三仁汤主之。

头痛，恶寒，身重疼痛，有似伤寒，脉弦濡，则非伤寒矣。舌白，不渴，面色淡黄，则非伤暑之偏于火者矣。胸闷不饥，湿闭清阳道路也。午后身热，状若阴虚者，湿为阴邪，阴邪自旺于阴分，故与阴虚同一午后身热也。眉此条人多误认阴虚，当知此理。湿为阴邪，自长夏而来，其来有渐，且其性氤氲黏腻，非若寒邪之一汗即解，温热之一凉即退，故难速已。世医不知其为湿温，见其头痛恶寒、身重疼痛也，以为伤寒而汗之，汗伤心阳，湿随辛温发表之药蒸腾上逆，内蒙心窍则神昏，上蒙清窍则耳聋、目瞑、不言。见其中满不饥，以为停滞而大下之，误下伤阴，而重抑脾阳之升，脾气转陷，湿邪乘势内溃，故洞泄。见其午后身热，以为阴虚，而用柔药润之，湿为胶滞阴邪，再加柔润阴药，二阴相合，同气相求，遂有锢结而不可解之势。惟以三仁汤轻开上焦肺气，盖肺主一身之气，气化则湿亦化也。眉至理。解此二语，则于湿温思过半矣。湿气弥漫，本无形质，以重浊滋味之药治之，愈治愈坏。伏暑、湿温，吾乡俗名秋呆子，悉以陶氏《六书》法治之，不知从何处学来。医者呆，反名病呆，不亦诬乎！再按湿温较诸温病势虽缓而实重。上焦最少，病势不甚显张，中焦病最多，详见中焦篇，以湿为阴邪故也，当于中焦求之。

三仁汤方

杏仁五钱　飞滑石六钱　白通草二钱　白蔻仁二钱　竹叶二钱　厚朴二钱　生薏仁六钱　半夏五钱

甘澜水八碗，煮取三碗，每服一碗，日三服。

四十四、湿温邪入心包，神昏肢逆，清宫汤去莲心、麦冬，加银花、赤小豆皮，煎送至宝丹，或紫雪丹亦可。

湿温着于经络，多身痛身热之候，医者误以为伤寒而汗之，遂成是证。仲景谓湿家忌发汗，发汗则病痉。湿热相搏，循经入络，故以清宫汤清包中之热邪，加银花、赤豆以清湿中之热，而又能直入手厥阴也。至宝丹去秽浊，复神明。若无至宝，即以紫雪代之。

清宫汤去莲心麦冬加银花赤小豆皮方

犀角一钱　连翘心三钱　元参心二钱　竹叶心二钱　银花二钱　赤小豆皮三钱

至宝丹、紫雪丹（并见前）

四十五、湿温喉阻咽痛，银翘马勃散主之。

肺主气，湿温者，肺气不化，郁极而一阴一阳（谓心与胆也。）之火俱结也。盖金病不能平木，木反夹心火来刑肺金。喉即肺系，其闭在气分者即阻，闭在血分者即痛也，故以轻药开之。

银翘马勃散方（辛凉微苦法）

连翘一两　牛蒡子六钱　银花五钱　射干三钱　马勃二钱

上杵为散，服如银翘散法。不痛但阻甚者，加滑石六钱，桔梗五钱，苇根五钱。

四十六、太阴湿温，气分痹郁而哕者，(俗名为呃。)**宣痹汤主之。**

上焦清阳膹郁，亦能致哕，治法故以轻宣肺痹为主。眉痹证治法，备载《金匮》，学者细详之。本论专详温病，不及备论，疟痹仿此。

宣痹汤（苦辛通法）

枇杷叶二钱　郁金一钱五分　射干一钱　白通草一钱　香豆豉一钱五分

水五杯，煮取二杯，分二次服。

四十七、太阴湿温，喘促者，千金苇茎汤加杏仁、滑石主之。

《金匮》谓：喘在上焦，其息促。太阴湿蒸为痰，喘息不宁，故以苇茎汤轻宣肺气，加杏仁、滑石利窍而逐热饮。若寒饮喘咳者，治属饮家，不在此例。

千金苇茎汤加滑石杏仁汤（辛淡法）

苇茎五钱　薏苡仁五钱　桃仁二钱　冬瓜仁二钱　滑石三钱　杏仁三钱

水八杯，煮取三杯，分三次服。

四十八、《金匮》谓太阳中暍，身热疼痛而脉

微弱，此以夏月伤冷水，水行皮中所致也。一物瓜蒂汤主之。

此热少湿多，阳郁致病之方法也。瓜蒂涌吐其邪，暑湿俱解，而清阳复辟矣。

一物瓜蒂汤方

瓜蒂二十个

上捣碎，以逆流水八杯，煮取三杯。先服一杯，不吐再服，吐停后服。虚者，加参芦三钱。

四十九、寒湿伤阳，形寒脉缓，舌淡或白滑，不渴，经络拘束，桂枝姜附汤主之。

载寒湿，所以互证湿温也。按寒湿伤表阳、中经络之证，《金匮》论之甚详，兹不备录。独采叶案一条，以见湿寒、湿温不可混也。形寒脉缓，舌白不渴，而经络拘束，全系寒证，故以姜、附温中，白术燥湿，桂枝通行表阳也。

桂枝姜附汤苦辛热法

桂枝六钱　干姜三钱　白术三钱生，炒熟　附子三钱

水五杯，煮取二杯；渣再煮一杯，服。

温 疟

五十、骨节疼烦，时呕，其脉如平，但热不寒，名曰温疟，白虎加桂枝汤主之。

温邪先伏，因感而发，故但热不寒。令人消烁肌肉，与伏暑相似，亦温病之类也。眉是故入本论。彼此实足以相混，故附于此，可以参观而并见。治以白虎加桂枝汤者，以白虎保肺清金，峻泻阳明独胜之热，使不消烁肌肉。单以桂枝一味，领邪外出，作向导之官，得热因热用之妙。眉谁人能言，谁人能解此言。经云奇治之不治则偶治之，偶治之不治则求其属以衰之是也。又谓之复方。

白虎加桂枝汤方（辛凉苦甘复辛温法）

知母六钱　生石膏一两六钱　粳米一合　桂枝木三钱　炙甘草二钱

水八碗，煮取三碗，先服一碗，得汗为度。不知再服，知后仍服一剂，中病即已。

五十一、但热不寒，或微寒多热，舌干口渴，此乃阴气先伤，阳气独发，名曰瘅疟，五汁饮

主之。

仲景于瘅疟条下，谓以饮食消息之，并未出方。调如是重病而不用药，特出饮食二字，重胃气可知。阳明于藏象为阳土，于气运为燥金，病系阴伤阳独，法当救阴何疑。重胃气，法当救胃阴何疑。制阳土燥金之偏胜，配孤阳之独亢，非甘寒柔润而何！此喻氏甘寒之论，其超卓无比伦也。叶氏宗之，后世学者，咸当宗之矣。

五汁饮（方见前）

加减法：此甘寒救胃阴之方也。欲清表热，则加竹叶、连翘；欲泻阳明独胜之热，而保肺之化源，则加知母；欲救阴血，则加生地、元参；欲宣肺气，则加杏仁；欲行三焦，开邪出路，则加滑石。

五十二、舌白渴饮，咳嗽频仍，寒从背起，伏暑所致，名曰肺疟，杏仁汤主之。

肺疟，疟之至浅者。肺疟虽云易解，稍缓则深，最忌用治疟印板俗例之小柴胡汤。眉吃紧。盖肺去少阳半表半里之界尚远，不得引邪深入也。故以杏仁汤轻宣肺气，无使邪聚则愈。眉仆尝以此方治人，一二剂辄效，阅此，心怦怦有动也。

杏仁汤方（苦辛寒法）

杏仁三钱　黄芩一钱五分　连翘一钱五分　滑石三钱　桑叶一钱五分　茯苓块三钱　白蔻皮八钱　梨皮二钱

水三杯，煮取二杯，日再服。

五十三、热多昏狂，谵语烦渴，舌赤中黄，脉弱而数，名曰心疟，加减银翘散主之。兼秽，舌浊，口气重者，安宫牛黄丸主之。

心疟者，心不受邪，受邪则死。疟邪始受在肺，逆传心包络。其受之浅者，以加减银翘散清肺与膈中之热，领邪出卫；其受之重者，邪闭心包之窍，则有闭脱之危，故以牛黄丸，清宫城而安君主也。

加减银翘散方（辛凉兼芳香法）

连翘十分　银花八分　元参五分　麦冬五分，不去心　犀角五分　竹叶三分

共为粗末，每服五钱，煎成去渣，点荷叶汁二三茶匙，日三服。

安宫牛黄丸方（见前）

秋　燥

五十四、秋感燥气，右脉数大，伤手太阴气分者，桑杏汤主之。

前人有云：六气之中，惟燥不为病，似不尽然。盖以《内经》少秋感于燥一条，故有此议耳。如阳明司天之年，岂无燥金之病乎？大抵春秋二令，气候较夏冬之偏寒偏热为平和，其由于冬夏之伏气为病者多，其由于本气自病者少，其由于伏气而病者重，本气自病者轻耳。其由于本气自病之燥证，初起必在肺卫，眉着眼。故以桑杏汤清气分之燥也。

桑杏汤方（辛凉法）

桑叶一钱　杏仁一钱五分　沙参二钱　象贝一钱　香豉一钱　栀皮一钱　梨皮一钱

水二杯，煮取一杯，顿服之。重者再作服。（轻药不得重用，重用必过病所。再一次煮成三杯，其二三次之气味必变，药之气味俱轻故也。）

五十五、感燥而咳者，桑菊饮主之。

亦救肺卫之轻剂也。

桑菊饮方（见前）

五十六、燥伤肺胃阴分，或热或咳者，沙参麦冬汤主之。

此条较上二条，则病深一层矣，故以甘寒救其津液。

沙参麦冬汤方（甘寒法）

沙参三钱　玉竹二钱　生甘草一钱　冬桑叶一钱五分　麦冬三钱　生扁豆一钱五分　花粉一钱五分

水五杯，煮二杯，日再服。久热久咳者，加地骨皮三钱。

五十七、燥气化火，清窍不利者，翘荷汤主之。

清窍不利，如耳鸣、目赤、龈胀、咽痛之类。翘荷汤者，亦清上焦气分之燥热也。

翘荷汤（辛凉法）

薄荷一钱五分　连翘一钱五分　生甘草一钱　黑栀皮一钱五分　桔梗二钱　绿豆皮二钱

水二杯，煮取一杯，顿服之。日服二剂，甚者日三。

加减法：耳鸣者加羚羊角、苦丁茶；目赤者加鲜菊叶、苦丁茶、夏枯草；咽痛者加牛蒡子、黄芩。

五十八、诸气膹郁，诸痿喘呕之因于燥者，喻氏清燥救肺汤主之。

喻氏云：诸气膹郁之属于肺者，属于肺之燥也。而古今治气郁之方，用辛香行气，绝无一方治肺之燥者。诸痿喘呕之属于上者，亦属于肺之燥也，而古今治法以痿呕属阳明，以喘属肺，是则呕与痿属之中下，而惟喘属之上矣，所以千百方中亦无一方及于肺之燥也。即喘之属于肺者，非表即下，非行气即泻气，间有一二用润剂者，又不得其肯綮。总之，《内经》六气，脱误秋伤于燥一气，指长夏之湿为秋之燥。后人不敢更端其说，置此一气于不理，即或明知理燥，而用药夹杂，如弋获飞虫，茫无定法示人也。今拟此方，命名清燥救肺汤，大约以胃气为主，胃土为肺金之母也。其天门冬虽能保肺，然味苦而气滞，恐反伤胃阻痰，故不用也；其知母能滋肾水、清肺金，亦以苦而不用；至如苦寒降火正治之药，尤在所忌。盖肺金自至于燥，所存阴气不过一线耳，倘更以苦寒下其气，伤其胃，其人尚有生理乎？诚仿此增损以救肺燥变生诸证，如沃焦救焚，不厌其频，庶克有济耳。

清燥救肺汤（辛凉甘润法）

石膏二钱五分　甘草一钱　霜桑叶三钱　人参七分　杏仁七分，泥　胡麻仁一钱，炒，研　阿胶八分　麦冬二钱，不去心　枇杷叶六分，去净毛，炙

水一碗，煮六分，频频二三次温服。痰多加贝母、瓜蒌；血枯加生地黄；热甚加犀角、羚羊角，或加牛黄。

补秋燥胜气论

按：前所序之秋燥方论，乃燥之复气也，标气也。盖燥属金而克木，木之子，少阳相火也，火气来复，故现燥热干燥之证。又《灵枢》谓：丙丁为手之两阳合明，辰巳为足之两阳合明，阳明本燥，标阳也。前人谓燥气化火，经谓燥金之下，火气承之，皆谓是也。案古方书，无秋燥之

病。近代以来，惟喻氏始补燥气论，其方用甘润微寒；叶氏亦有燥气化火之论，其方用辛凉甘润，乃《素问》所谓燥化于天，热反胜之，治以辛凉，佐以苦甘法也。瑭袭前人之旧，故但叙燥证复气如前。书已告成，窃思与《素问》燥淫所胜不合，故杂说篇中，特著燥论一条，详言正化、对化、胜气、复气以补之。其于燥病胜气之现于三焦者，究未出方论，乃不全之书，心终不安。嗣得沈目南先生《医征》温病热论内有秋燥一篇，议论通达正大，兹采而录之于后，间有偏胜不圆之处，又详辨之，并特补秋燥胜气治法如下。

再按：胜复之理，与正化对化、从本从标之道，近代以来多不深求，注释之家亦不甚考。如仲景《伤寒论》中之麻、桂、姜、附，治寒之胜气也，治寒之正化也，治寒之本病也。白虎、承气，治寒之复气也，治寒之对化也，治寒之标病也。余气俱可从此类推。（太阳本寒标热，对化为火，盖水胜必克火。故经载太阳司天，心病为多。末总结之曰：病本于心，心火受病必克金。白虎所以救金也。金受病，则坚刚牢固，滞塞不通，复气为土，土性壅塞，反来克本身之真水。承气所以泄金与土而救水也。再，经谓寒淫所胜，以咸泻之。从来注释家，不过随文释义，其所以用方之故，究未达出。本论不能遍注伤寒，偶举一端，以例其余。明者得此门径，熟玩《内经》，自可迎刃而解；能解伤寒，其于本论，自无难解者矣。由是推之，六气皆然耳。)

汪 此论平正通达，发前人所未发，但其立方用药，仍不免袭前人窠臼，辛温表散与寒凉杂用，故存此论，而不用其方。

沈目南《燥病论》曰：《天元纪大论》云天以六为节，地以五为制。盖六乃风寒暑湿燥火为节，五即木火土金水为制。然天气主外，而一气司六十日有奇；地运主内，而一运主七十二有奇。故五运六气合行而终一岁，乃天然不易之道也。《内经》失去长夏伤于湿、秋伤于燥，所以燥证湮没，至今不明。先哲虽有言之，皆是内伤津血干枯之证，非谓外感清凉时气之燥。然燥气起于秋分之后，小雪以前，阳明燥金凉气司令。经云：阳明之胜，清发于中，左胠胁痛，溏泄，内为嗌塞，外发癥疝。大凉肃杀，华英改容，毛虫乃殃。胸中不便，嗌塞而咳。据此经文，燥令必有凉气感人，肝木受邪而为燥也。惟近代喻嘉言昂然表出，可为后世苍生之幸；奈以诸气膹郁，诸痿喘呕，咳不止而出白血死，谓之燥病，此乃伤于内者而言，诚与外感燥证不相及也。更自制清燥救肺汤，皆以滋阴清凉之品，施于火热刑金，肺气受热者宜之。若治燥病，则以凉投凉，必反增病剧。殊不知燥病属凉，谓之次寒，病与感寒同类。经以寒淫所胜，治以甘热，此但燥淫所胜，平以苦温，乃外用苦温辛温解表，与冬月寒令而用麻、桂、姜、附，其法不同，其和中攻里则一，故不立方。盖《内经》六气，但分阴阳主治，以风、热、火三气属阳同治，但药有辛凉、苦寒、咸寒之异；湿、燥、寒三气属阴同治，但药有苦热、苦温、甘热之不同。仲景所以立伤寒、温病二论为大纲也。盖《性理大全》谓燥属次寒，奈后贤悉谓属热，大相径庭。如盛夏暑热熏蒸，则人身汗出溅溅，肌肉潮润不燥也；冬月寒凝肃杀，而人身干槁燥冽。故深秋燥令气行，人体肺金应之，肌肤亦燥，乃火令无权，故燥属凉，前人谓热，非矣。

按：先生此论，可谓独具只眼，不为流俗所
汩没者。其责喻氏补燥论用甘寒滋阴之品，殊失
燥淫所胜，平以苦温之法，亦甚有理。但谓诸气膹
郁，诸痿喘呕，咳不止，出白血，尽属内伤，则
与理欠圆。盖因内伤而致此证者固多，由外感余
邪在络，转化转热而致此证者，亦复不少。瑭前
于风温咳嗽条下，驳杏苏散，补桑菊饮，方论内
极言咳久留邪致损之故，与此证同一理也。谓清
燥救肺汤治燥之复气，断非治燥之胜气，喻氏自
无从致辨；若谓竟与燥不相及，未免各就一边谈
理。盖喻氏之清燥救肺汤，即《伤寒论》中后半
截之复脉汤也。伤寒必兼母气之燥，故初用辛温、
甘热，继用辛凉、苦寒，终用甘润，因其气化之
所至而然也。至谓仲景立伤寒、温病二大纲，如
《素问》所云，寒暑六入，暑统风火，寒统燥湿，
一切外感皆包于内，其说尤不尽然，盖尊信仲景
太过而失之矣。若然，则仲景之书当名"六气
论"，或"外感论"矣，何以独名《伤寒论》哉？
盖仲景当日著书，原为伤寒而设，并未遍著外感，

其论温、论暑、论湿，偶一及之也。即先生亦补
《医征》温热病论，若系全书，何容又补哉？瑭非
好辨，恐后学眉目不清，尊信前辈太过，反将一
切外感总混入《伤寒论》中，此近代以来之大弊，
祸未消灭，尚敢如此立论哉！

〔汪〕谓善读仲景之书，不独可以治伤寒，并可以治六
气则是；谓仲景之书，已包六气在内则非。

**一、秋燥之气，轻则为燥，重则为寒，化气
为湿，复气为火。**

揭燥气之大纲，兼叙其子母之气、胜复之气，
而燥气自明。重则为寒者，寒水乃燥金之子也；
化气为湿者，土生金，湿土，其母气也。《至真要
大论》曰：阳明、厥阴，不从标本，从乎中也。
又曰：从本者，化生于本；从标本者，有标本之
化；从中者，以中气为化也。按：阳明之上，燥
气治之，中见太阴。故本论初未著燥金本气方论，
而于疟、疝等证，附见于寒湿条下。叶氏医案谓：
伏暑内发，新凉外加，多见于伏暑类中；仲景
《金匮》多见于腹痛、疟、疝门中。

二、燥伤本脏，头微痛，恶寒，咳嗽稀痰，

鼻塞，嗌塞，脉弦，无汗，杏苏散主之。

本脏者，肺胃也。经有"嗌塞而咳"之明文，故上焦之病自此始。燥伤皮毛，故头微痛、恶寒也。微痛者，不似伤寒之痛甚也。阳明之脉，上行头角，故头亦痛也。咳嗽稀痰者，肺恶寒，古人谓燥为小寒也。肺为燥气所搏，不能通调水道，故寒饮停而咳也。鼻塞者，鼻为肺窍。嗌塞者，嗌为肺系也。脉弦者，寒兼饮也。无汗者，凉搏皮毛也。按杏苏散，减小青龙一等。此条当与下焦篇所补之痰饮数条参看。再杏苏散乃时人统治四时伤风咳嗽通用之方，本论前于风温门中已驳之矣。若伤燥凉之咳，治之苦温，佐以甘辛，正为合拍；若受伤寒夹饮之咳，则有青龙；若伤春风，与燥已化火无痰之证，则仍从桑菊饮、桑杏汤例。

杏苏散方

苏叶　半夏　茯苓　前胡　苦桔梗　枳壳
甘草　生姜　大枣去核　橘皮　杏仁

加减法：无汗，脉弦甚或紧者，加羌活，微透汗。汗后，咳不止，去苏叶、羌活，加苏梗。兼泄泻、腹满者，加苍术、厚朴。头痛，兼眉棱骨痛者，加白芷。热甚，加黄芩，泄泻、腹满者不用。

方论：此苦温甘辛法也。外感燥凉，故以苏叶、前胡辛温之轻者达表；无汗脉紧，故加羌活辛温之重者，微发其汗。甘、桔从上开，枳、杏、前、苓从下降，则嗌塞、鼻塞宣通而咳可止。橘、半、茯苓逐饮而补肺胃之阳。以白芷易原方之白术者，白术，中焦脾药也，白芷，肺胃本经之药也，且能温肌肉而达皮毛。姜、枣为调和营卫之用。若表凉退而里邪未除，咳不止者，则去走表之苏叶，加降里之苏梗。泄泻、腹满，金气太实之里证也，故去黄芩之苦寒，加术、朴之苦辛温也。

三、伤燥，如伤寒太阳证，有汗，不咳，不呕，不痛者，桂枝汤小和之。

如伤寒太阳证者，指头痛、身痛、恶风寒而言也。有汗，不得再发其汗，亦如伤寒例，但燥较寒为轻，故少与桂枝小和之也。

桂枝汤方（见前）

四、燥金司令，头痛，身寒热，胸胁痛，甚则疝瘕痛者，桂枝柴胡各半汤加吴萸楝子茴香木

香汤主之。

此金胜克木也。木病与金病并见，表里齐病，故以柴胡达少阳之气，即所以达肝木之气，合桂枝而外出太阳，加芳香定痛，苦温通降也。湿燥寒同为阴邪，故仍从足经例。

桂枝柴胡各半汤加吴萸楝子茴香木香汤方（治以苦温，佐以甘辛法）

桂枝　吴茱萸　黄芩　柴胡　广木香　人参　生姜　川楝子　小茴香　白芍　炙甘草　大枣去核　半夏

五、燥淫传入中焦，脉短而涩，无表证，无下证，胸痛，腹胁胀痛，或呕，或泄，苦温甘辛以和之。

燥虽传入中焦，既无表、里证，不得误汗、误下，但以苦温甘辛和之足矣。脉短而涩者，长为木，短为金，滑为润，涩为燥也。胸痛者，肝脉络胸也。腹痛者，金气克木，木病克土也。胁痛者，肝木之本位也。呕者，亦金克木病也。泄者，阳明之上，燥气治之，中见太阴也。或者，不定之辞，有痛而兼呕与泄者，有不呕而但泄者，有不泄而但呕者，有不兼呕与泄而但痛者。病情有定，病势无定，故但出法而不立方，学者随证化裁可也。药用苦温甘辛者，经谓燥淫所胜，治以苦温，佐以甘辛，以苦下之。盖苦温从火化以克金，甘辛从阳化以胜阴也。以苦下之者，金性坚刚，介然成块，病深坚结，非下不可。下文即言下之证。

六、阳明燥证，里实而坚，未从热化，下之以苦温；已从热化，下之以苦寒。

燥证阳明里实而坚满，经统言以苦下之，以苦泄之。今人用下法，多以苦寒，不知此证当别已化、未化，用温下、寒下两法，随证施治，方为的确。未从热化之脉，必仍短涩，涩即兼紧也；面必青黄。苦温下法，如《金匮》大黄附子细辛汤，新方天台乌药散（见下焦篇寒湿门）加巴豆霜之类。已从热化之脉，必数而坚，面必赤，舌必黄，再以他证参之。苦寒下法，如三承气之类，而小承气无芒硝，轻用大黄或酒炒，重用枳、朴，则微兼温矣。

附治验：丙辰年，瑭治一山阴幕友，车姓，

年五十五岁，鬓发已白大半，脐左坚大如盘，隐隐微痛，不大便数十日。先延外科治之，外科以大承气下之，三四次终不通。延余诊视，按之坚冷如石，面色青黄，脉短涩而迟。先尚能食，屡下之后，糜粥不进，不大便已四十九日。余曰：此癥也，金气之所以结也。以肝本抑郁，又感秋金燥气，小邪中里，久而结成，愈久愈坚，非下不可，然寒下非其治也。以天台乌药散二钱，加巴豆霜一分，姜汤和服。设三伏以待之，如不通，第二次加巴豆霜分半；再不通，第三次加巴豆霜二分。服至三次后，始下黑亮球四十九枚，坚莫能破。继以苦温甘辛之法调理，渐次能食。又十五日不大便，余如前法下至第二次而通，下黑亮球十五枚，虽亦坚结，然破之能碎，但燥极耳。外以香油熬川椒熨其坚处，内服苦温芳香透络，月余化尽。于此证方知燥金之气伤人如此，而温下寒下之法，断不容紊也。

乙丑年，治通廷尉久疝不愈，时年六十八岁，先是通廷尉外任时，每发疝，医者必用人参，故留邪在络，久不得愈。至乙丑季夏，受凉复发，坚结肛门，坐卧不得，胀痛不可忍，汗如雨下，七日不大便。余曰：疝本寒邪，凡坚结牢固，皆属金象。况现在势甚危急，非温下不可。亦用天台乌药散一钱，巴豆霜分许，下至三次始通。通后痛渐定，调以倭硫黄丸，兼用《金匮》蜘蛛散，渐次化净。

以上治验二条，俱系下焦证，以出阳明坚结下法，连类而及。

七、燥气延入下焦，搏于血分而成癥者，无论男妇，化癥回生丹主之。

大邪中表之燥证，感而即发者，诚如目南先生所云，与伤寒同法，学者衡其轻重可耳。前所补数条，除减伤寒法等差二条、胸胁腹痛一条与伤寒微有不同，余俱兼疝瘕者，以经有燥淫所胜，男子癞疝、女子少腹痛之明文。疝瘕已多见寒湿门中，疟证、泄泻、呕吐已多见于寒湿、湿温门中。此特补小邪中里，深入下焦血分，坚结不散之痼疾。若不知络病宜缓通治法，或妄用急攻，必犯瘕散为蛊之戒。此蛊乃血蛊也，在妇人更多，为极重难治之证，学者不可不预防之也。化癥回生丹法，系燥淫于内，治以苦温，佐以甘辛，以苦下之也。方从《金匮》鳖甲煎丸与回生丹脱化而出。此方以参、桂、椒、姜通补阳气；白芍、熟地守补阴液；益母膏通补阴气，而消水气；鳖甲胶通补肝气，而消癥瘕；余俱芳香入络而化浊。且以食血之虫，飞者走络中气分，走者走络中血分，可谓无微不入，无坚不破。又以醋熬大黄三次，约入病所，不伤他脏。久病坚结不散者，非此不可。或者病其药味太多，不知用药之道，少用独用，则力大而急，多用众用，则功分而缓。古人缓化之方皆然，所谓有制之师不畏多，无制之师少亦乱也。此方合醋与蜜共三十六味，得四九之数，金气生成之数。

化癥回生丹方

人参六两 安南桂二两 两头尖二两 麝香二两 片子姜黄二两 公丁香三两 川椒炭二两 䗪虫二两 京三棱二两 蒲黄炭一两 藏红花二两 苏木三两 桃仁三两 苏子霜二两 五灵脂二两 降真香二两 干漆二两 当归尾四两 没药二两 白芍四两 杏仁三两 香附米二两 吴茱萸

二两　元胡索二两　水蛭二两　阿魏二两　小茴香
炭三两　川芎二两　乳香二两　良姜二两　艾炭二
两　益母膏八两　熟地黄四两　鳖甲胶一斤　大黄
八两。此药为细末，以高米醋一斤，半熬浓，晒干为
末，再加醋熬，如是三次，晒干，末之

共为细末，以鳖甲、益母、大黄三胶和匀，
再加炼蜜为丸，重一钱五分，蜡皮封护。用时温
开水和，空心服；瘀甚之证，黄酒下。

治癥结不散不痛。

治癥发痛甚。

治血痹。

治妇女干血痨证之属实者。

治疟母左胁痛而寒热者。

治妇女经前作痛，古谓之痛经者。

治妇女将欲行经而寒热者。

治妇女将欲行经，误食生冷腹痛者。

治妇女经闭。

治妇女经来紫黑，甚至成块者。

治腰痛之因于跌扑死血者。

治产后瘀血，少腹痛拒按者。

治跌扑昏晕欲死者。

治金疮棒疮之有瘀滞者。

八、燥气久伏下焦，不与血搏，老年八脉空虚，不可与化癥回生丹者，复亨丹主之。

金性沉著，久而不散，自非温通络脉不可。既不与血搏成坚硬之块，发时痛胀有形，痛止无形，自不得伤无过之营血而用化癥矣。复亨大义，谓剥极而复，复则能亨也。其方以温养、温燥兼用。盖温燥之方，可暂不可久，况久病虽曰阳虚，阴亦不能独足。至老年八脉空虚，更当预护其阴。故以石硫黄补下焦真阳而不伤阴之品为君，佐之以鹿茸、枸杞、人参、茯苓、苁蓉补正，而但以归、茴、椒、桂、丁香、草薢通冲任与肝肾之邪也。按《解产难》中，已有通补奇经丸方，此方可以不录。但彼方专以通补八脉为主，此则温养、温燥合法，且与上条为对待之方，故并载之。按《难经》任之为病，男子为七疝，女子为瘕聚。七疝者，朱丹溪谓寒疝、水疝、筋疝、血疝、气疝、狐疝、癞疝为七疝，《袖珍》谓一厥、二盘、三寒、四癥、五附、六脉、七气为七疝。瘕者，血病，即妇人之疝也。后世谓蛇瘕、脂瘕、青瘕、黄瘕、燥瘕、狐瘕、血瘕、鳖瘕为八瘕。盖任为天癸生气，故多有形之积。大抵有形之实证宜前方，无形之虚证宜此方也。

按：燥金遗病，如疟、疝之类，多见下焦篇寒湿、湿温门中。再载在方书，应收入燥门者尚多，以限于篇幅，不及备录，已示门径，学者隅反可也。

复亨丹方（苦温甘辛法）

倭硫黄十分。按倭硫黄者，石硫黄也，水土硫黄断不可用　鹿茸八分，酒炙　枸杞子六分　人参四分　云茯苓八分　淡苁蓉八分　安南桂四分　全当归六分，酒浸　小茴香六分，酒浸，与当归同炒黑　川椒炭三分　草薢六分　炙龟板四分

益母膏和为丸，小梧桐子大，每服二钱，日再服；冬日渐加至三钱，开水下。

按：前人燥不为病之说，非将寒、燥混入一门，即混入湿门矣。盖以燥为寒之始，与寒相似，故混入寒门。又以阳明之上，燥气治之，中见太阴，而阳明从中，以中气为化，故又易混入湿门也。但学医之士，必须眉目清楚，复《内经》之

旧，而后中有定见，方不越乎规矩也。

霹雳散方

主治中燥吐泻腹痛，甚则四肢厥逆，转筋，腿痛，肢麻，起卧不安，烦躁不宁，再甚则六脉全无，阴毒发斑，疝瘕等证，并一切凝寒固冷积聚。寒轻者不可多服，寒重者不可少服，以愈为度。非实在纯受湿、燥、寒三气阴邪者，不可服。

桂枝六两　公丁香四两　草果二两　川椒五两，炒　小茴香四两，炒　薤白四两　良姜三两　吴茱萸四两　五灵脂二两　降香五两　乌药三两　干姜三两　石菖蒲二两　防己三两　槟榔二两　荜澄茄五两　附子三两　细辛二两　青木香四两　薏仁五两　雄黄五钱

上药共为细末，开水和服。大人每服三钱，病重者五钱；小人减半。再病甚重者，连服数次，以痛止厥回，或泻止、筋不转为度。

方论：按《内经》有五疫之称，五行偏胜之极，皆可致疫。虽疠气之至，多见火证，而燥金寒湿之疫，亦复时有。盖风、火、暑三者为阳邪，与秽浊异气相参，则为温疫；湿、燥、寒三者为

阴邪，与秽浊异气相参，则为寒疠。现在见证，多有肢麻转筋，手足厥逆，吐泻腹痛，胁肋疼痛，甚至反恶热而大渴思凉者。经谓雾伤于上，湿伤于下。此证乃燥金、寒、湿之气（经谓阳明之上，中见太阴；又谓阳明从中治也）直犯筋经，由大络、别络，内伤三阴脏真，所以转筋，入腹即死也。既吐且泻者，阴阳逆乱也。诸痛者，燥金、湿土之气所搏也。其渴思凉饮者，少阴篇谓自利而渴者，属少阴虚，故饮水求救也。其头面赤者，阴邪上逼，阳不能降，所谓戴阳也。其周身恶热喜凉者，阴邪盘踞于内，阳气无附欲散也。阴病反见阳证，所谓水极似火，其受阴邪尤重也。诸阳证毕现，然必当脐痛甚拒按者，方为阳中见纯阴，乃为真阴之证，此处断不可误。故立方荟萃温三阴经刚燥苦热之品，急温脏真，保住阳气，又重用芳香，急驱秽浊。一面由脏真而别络、大络，外出筋经、经络以达皮毛，一面由脏络、腑络以通六腑，外达九窍。俾秽浊阴邪，一齐立解。大抵皆扶阳抑阴，所谓离照当空，群阴退避也。再此证自唐宋以后，医者皆不识系燥气所干，凡见前证，俗名曰痧。近时竟有著痧证书者，捕风捉影，杂乱无章，害人不浅。即以痧论，未有不干天地之气，而漫然成痧者。究竟所感何气，不能确切指出，故立方毫无备的。其误皆在前人谓燥不为病，又有燥气化火之说。瑭亦为其所误，故初刻书时，再三疑虑，辨难见于杂说篇中，而正文只有化气之火证，无胜气之寒证。其燥不为病之误，误在《阴阳应象大论篇》中脱秋伤于燥一条；长夏伤于湿，又错秋伤于湿，以为竟无燥证矣。不知《天元纪》《气交变》《五运行》《五常政》《六微旨》诸篇，平列六气，燥气之为病，与诸气同，何尝燥不为病哉！经云：风为百病之长。按风属木，主仁。《大易》曰：元者善之长也，得生生之机，开生化之源，尚且为病多端，况金为杀厉之气。欧阳氏曰：商者，伤也，主义主收，主刑主杀。其伤人也，最速而暴，竟有不终日而死者。瑭目击神伤，故再三致意云。

卷二　中焦篇

风温 温热 温疫 温毒 冬温

一、面目俱赤，语声重浊，呼吸俱粗，大便闭，小便涩，舌苔老黄，甚则黑有芒刺，但恶热，不恶寒，日晡益甚者，传至中焦，阳明温病也。脉浮洪躁甚者，白虎汤主之；脉沉数有力，甚则脉体反小而实者，大承气汤主之。暑温、湿温、温疟，不在此例。

阳明之脉荣于面。《伤寒论》谓阳明病面缘缘正赤。火盛必克金，故目白睛亦赤也。语声重浊，金受火刑而音不清也。呼吸俱粗，谓鼻息来去俱粗，其粗也平等，方是实证。若来粗去不粗，去粗来不粗，或竟不粗，则非阳明实证，当细辨之。粗则喘之渐也。大便闭，阳明实也。小便涩，火腑不通，而阴气不化也。口燥渴，火烁津也。舌苔老黄，肺受胃浊，气不化津也。（按《灵枢》论诸脏温病，独肺温病有舌苔之明文，余则无有。可见舌苔乃胃中浊气，熏蒸肺脏，肺气不化而然。）甚则黑者，黑，水色也，火极而似水也；又水胜火，大凡五行之极盛，必兼胜己之形。芒刺，苔久不化，热极而起坚硬之刺也。倘刺软者，非实证也。不恶寒，但恶热者，传至中焦，已无肺证。阳明者，两阳合明也。温邪之热，与阳明之热相搏，故但恶热也。或用白虎，或用承气者，证同而脉异也。浮洪躁甚，邪气近表。脉浮者，不可下。凡逐邪者，随其所在，就近而逐之。脉浮则出表为顺，故以白虎之金飚以退烦热。若沉小有力，病纯在里，则非下夺不可矣，故主以大承气。按吴又可《温疫论》中云：舌苔边白，但见中微黄者，即加大黄，甚不可从。虽云伤寒重在误下，温病重在误汗，即误下不似伤寒之逆之甚，究竟承气非可轻尝之品，故云舌苔老黄，甚则黑有芒刺，脉体沉实，的系燥结痞满，方可用之。

或问：子言温病以手经主治，力辟用足经药之非，今亦云阳明证者何？阳明特非足经乎？曰：阳明如市，胃为十二经之海，土者万物之所归也，诸病未有不过此者。前人云伤寒传足不传手，误也。一人不能分为两截，总之伤寒由毛窍而溪，（溪，肉之分理之小者。）由溪而谷，（谷，肉之分理之大者。）由谷而孙络，（孙络，络之至细者。）由孙络而大络，由大络而经。此经即太阳经也。始太阳，终厥阴，伤寒以足经为主，未始不关手经也。温病由口鼻而入，鼻气通于肺，口气通于胃。肺病逆传，则为心包；上焦病不治，则传中焦，胃与脾也；中焦病不治，则传下焦，肝与肾也。始上焦，终下焦。温病以手经为主，未始不关足经也。但初受之时，断不可以辛温发其阳耳。盖伤寒伤人身之阳，故喜辛温、甘温、苦热，以救其阳；温病伤人之阴，故喜辛凉、甘寒、甘咸，以救其阴。彼此对勘，自可了然于心目中矣。

白虎汤方（见上焦篇）

大承气汤方

大黄六钱　芒硝三钱　厚朴三钱　枳实三钱

水八杯，先煮枳、朴，后纳大黄、芒硝，煮取三杯。先服一杯，约二时许，得利止后服；不知，再服一杯；再不知，再服。

方论：此苦辛通降，咸以入阴法。承气者，承胃气也。盖胃之为腑，体阳而用阴。若在无病时，本系自然下降，今为邪气蟠踞于中，阻其下降之气，胃虽自欲下降而不能，非药力助之不可，故承气汤通胃结，救胃阴，乃系承胃腑本来下降之气，非有一毫私智穿凿于其间也，故汤名承气。学者若真能透彻此义，则施用承气，自无弊窦。大黄荡涤热结，芒硝入阴软坚，枳实开幽门之不通，厚朴泻中宫之实满。（厚朴分量不似《伤寒论》中重用者，治温与治寒不同，畏其燥也。）曰大承气者，合四药而观之，可谓无坚不破，无微不入，故曰大也。非真正实热蔽痼、气血俱结者，不可用也。若去入阴之芒硝，则云小矣；去枳、朴之攻气结，加甘草以和中，则云调胃矣。

二、阳明温病，脉浮而促者，减味竹叶石膏汤主之。

脉促，谓数而时止。如趋者过急，忽一蹶然，其势甚急，故以辛凉透表重剂逐邪外出则愈。

减味竹叶石膏汤方（辛凉合甘寒法）

竹叶五钱　　石膏八钱　麦冬六钱　甘草三钱

水八杯，煮取三杯，一时服一杯，约三时令尽。

三、阳明温病，诸证悉有而微，脉不浮者，小承气汤微和之。

以阳明温病发端者，指首条所列阳明证而言也，后凡言阳明温病者仿此。诸证悉有，以非下不可，微则未至十分亢害，但以小承气通和胃气则愈，无庸芒硝之软坚也。

四、阳明温病，汗多，谵语，舌苔老黄而干者，宜小承气汤。

汗多，津液散而大便结，苔见干黄；谵语因结粪而然，故宜承气。

五、阳明温病，无汗，小便不利，谵语者，先与牛黄丸。不大便，再与调胃承气汤。

无汗而小便不利，则大便未定成硬，谵语之不因燥屎可知。不因燥屎而谵语者，犹系心包络证也。故先与牛黄丸，以开内窍。服牛黄丸，内窍开，大便当下，盖牛黄丸亦有下大便之功能。其仍然不下者，无汗则外不通。大小便俱闭则内不通，邪之深结于阴可知。故取芒硝之咸寒，大黄、甘草之甘苦寒，不取枳、朴之辛燥也。伤寒之谵语，舍燥屎无他证，一则寒邪不兼秽浊，二则由太阳而阳明；温病谵语，有因燥屎，有因邪陷心包，一则温多兼秽，二则自上焦心肺而来。学者常须察识，不可歧路亡羊也。⟦眉⟧着眼。

六、阳明温病，面目俱赤，肢厥，甚则通体皆厥，不瘛疭，但神昏，不大便七八日以外，小便赤，脉沉伏，或并脉亦厥，胸腹满坚，甚则拒按，喜凉饮者，大承气汤主之。

此一条须细辨，其的是火极似水、热极而厥之证，方可用之。全在目赤、小便赤、腹满坚，喜凉饮定之。

大承气汤（方法并见前）

七、阳明温病，纯利稀水无粪者，谓之热结旁流，调胃承气汤主之。

热结旁流，非气之不通，不用枳、朴，独取芒硝入阴以解热结，反以甘草缓芒硝急趋之性，使之留中解结；不然，结不下而水独行，徒使药性伤人也。吴又可用大承气汤者非是。

八、阳明温病，实热壅塞为哕者，下之。连

声哕者，中焦；声断续，时微时甚者，属下焦。

《金匮》谓哕而腹满，视其前后，知何部不利，利之即愈。阳明实热之哕，下之，里气得通则止，但其兼证之轻重，难以预料，故但云下之，而不定方，以俟临证者自为采取耳。再按中焦实证之哕，哕必连声紧促者，胃气大实，逼迫肺气不得下降，两相攻击而然。若或断或续，乃下焦冲虚之哕。其哕之来路也远，故其声断续也，治属下焦。

九、阳明温病，下利，谵语，阳明脉实，或滑疾者，小承气汤主之；脉不实者，牛黄丸主之，紫雪丹亦主之。

下利，谵语，柯氏谓：肠虚胃实，故取大黄之濡胃，无用芒硝之润肠。本论有脉实、脉滑疾、脉不实之辨，恐心包络之谵语而误以承气下之也，仍主芳香开窍法。

小承气汤方（苦辛通法重剂）

大黄五钱　厚朴二钱　枳实一钱

水八杯，煮取三杯，先服一杯，得宿粪，止后服；不知，再服。眉温邪恶燥，枳、朴减，原方分数极见斟酌。

调胃承气汤（热淫于内，治以咸寒，佐以甘苦法）

大黄三钱　芒硝五钱　生甘草二钱

牛黄丸（方论并见上焦篇）

紫雪丹（方论并见上焦篇）

十、温病三焦俱急，大热大渴，舌燥，脉不浮而躁甚，舌色金黄，痰涎壅甚，不可单行承气者，承气合小陷胸汤主之。

三焦俱急，谓上焦未清，已入中焦阳明，大热大渴，脉躁苔焦，阳土燥烈，煎熬肾水，不下则阴液立见消亡，下则引上焦余邪陷入，恐成结胸之证，故以小陷胸合承气汤，涤三焦之邪，一齐俱出。此因病急，故方亦急也。然非审定是证，不可用是方也。

承气合小陷胸汤方（苦辛寒法）

生大黄五钱　厚朴二钱　枳实二钱　半夏三钱　瓜蒌三钱　黄连二钱

水八杯，煮取三杯。先服一杯，不下，再服一杯，得快利，止后服；不便，再服。

十一、阳明温病，无上焦证，数日不大便，

当下之。**若其人阴素虚，不可行承气者，增液汤
主之。服增液汤已，周十二时观之，若大便不下
者，合调胃承气汤微和之。**

此方所以代吴又可承气养荣汤法也。妙在寓
泻于补，以补药之体，作泻药之用，既可攻实，
又可防虚。余治体虚之温病，与前医误伤津液、
不大便、半虚半实之证，专以此法救之，无不应
手而效。 眉润剂即能通便，此法最稳最妙。

徵二十年来，予以此法救温病体虚之当下者，取效
屡矣，颇以为独得之奇，而不知鞠通之有是方也。所见
略同。

增液汤方（咸寒苦甘法）

元参一两　　麦冬八钱，连心　　细生地八钱

水八杯，煮取三杯，口干则与饮，令尽，不
便，再作服。 眉此方从炙甘草汤变化出之。

方论：温病之不大便，不出热结、液干二者
之外。其偏于阳邪炽甚热结之实证，则从承气法
矣；其偏于阴亏液涸之半虚半实证，则不可混施
承气，故以此法代之。独取元参为君者，元参味
苦咸，微寒，壮水制火，通二便，启肾水上潮于

天，其能治液干，固不待言，《本经》称其主治腹中寒热积聚，其并能解热结可知。麦冬主治心腹结气，伤中伤饱，胃络脉绝，赢瘦短气，亦系能补能润能通之品，故以为之佐。生地亦主寒热积聚，逐血痹，用细者，取其补而不腻，兼能走络也。三者合用，作增水行舟之计，故汤名增液，但非重用不为功。

本论于阳明下证，峙立三法：热结液干之大实证，则用大承气；偏于热结而液不干者，旁流是也，则用调胃承气；偏于液干多而热结少者，则用增液，所以回护其虚，务存津液之心法也。眉要论。

按吴又可纯恃承气以为攻病之具，用之得当则效，用之不当，其弊有三：一则邪在心包、阳明两处，不先开心包，徒攻阳明，下后仍然昏惑谵语，亦将如之何哉！吾知其必不救矣。二则体亏液涸之人，下后作战汗，或随战汗而脱，或不蒸汗徒战而脱。三者下后虽能战汗，以阴气大伤，转成上嗽下泄，夜热早凉之怯证，补阳不可，救阴不可，有延至数月而死者，有延至岁余而死者，其死均也。眉延至数月，延至岁余，金以为元气素虚，不复归咎于作俑之人矣。痛哉。在又可当日，温疫盛行之际，非寻常温病可比，又初创温病治法，自有矫枉过正、不暇详审之处，断不可概施于今日也。眉亦实有之理，非薄责前人也。本论分别可与不可与、可补不可补之处，以俟明眼裁定，而又为此按语于后，奉商天下之欲救是证者。至若张氏、喻氏，有以甘温、辛热立法者，湿温有可用之处，然须兼以苦泄淡渗，盖治外邪宜通不宜守也。若风温、温热、温疫、温毒，断不可从。

十二、阳明温病，下后汗出，当复其阴，益胃汤主之。

温热本伤阴之病，下后邪解汗出，汗亦津液之化，阴液受伤，不待言矣，故云当复其阴。此阴指胃阴而言，眉恐误认肾阴也。盖十二经皆禀气于胃，胃阴复而气降得食，则十二经之阴皆可复矣。欲复其阴，非甘凉不可。汤名益胃者，胃体阳而用阴，取益胃用之义也。下后急议复阴者，恐将来液亏燥起，而成干咳、身热之怯证也。

益胃汤方（甘凉法）

沙参三钱　麦冬五钱　冰糖一钱　细生地五钱　玉竹一钱五分，炒香

水五杯，煮取二杯，分二次服，渣再煮一杯服。

十三、下后无汗，脉浮者，银翘汤主之；脉浮洪者，白虎汤主之；脉洪而芤者，白虎加人参汤主之。

此下后邪气还表之证也。温病之邪，上行极而下，下行极而上。下后里气得通，欲作汗而未能，以脉浮验之，知不在里而在表。逐邪者，随其性而宣泄之，就其近而引导之，故主以银翘汤，增液为作汗之具，仍以银花、连翘解毒，而轻宣表气，盖亦辛凉合甘寒轻剂法也。若浮而且洪，热气炽甚，津液立见消亡，则非白虎不可。若洪而且芤，金受火克，元气不支，则非加人参不可矣。

银翘汤方（辛凉合甘寒法）

银花五钱　连翘三钱　竹叶二钱　生甘草一钱　麦冬四钱　细生地四钱

白虎汤、白虎加人参汤（方论并见前）

十四、下后无汗，脉不浮而数，清燥汤主之。

无汗而脉数，邪之未解可知，但不浮，无领邪外出之路，既下之后，又无连下之理，故以清燥法，增水敌火，使不致为灾。一半日后，相机易法，即吴又可下后间服缓剂之法也。但又可清燥汤中用陈皮之燥，柴胡之升，当归之辛窜，津液何堪！以燥清燥，有是理乎？此条乃用其法，而不用其方。

清燥汤方（甘凉法）

麦冬五钱　知母二钱　人中黄一钱五分　细生地五钱　元参三钱

水八杯，煮取三杯，分三次服。

加减法：咳嗽胶痰，加沙参三钱，桑叶一钱五分，梨汁半酒杯，牡蛎三钱，牛蒡子三钱。

按吴又可咳嗽胶痰之证，而用苏子、橘红、当归，病因于燥而用燥药，非也，在湿温门中不禁。

十五、下后数日，热不退，或退不尽，口燥咽干，舌苔干黑，或金黄色，脉沉而有力者，护

胃承气汤微和之；脉沉而弱者，增液汤主之。 眉吴
竹如先生云：服增液不应，若下证仍可据，当从下法，
迟疑亦恐误事。

温病下后，邪气已净，必然脉静身凉；邪气
不净，有延至数日邪气复聚于胃，须再通其里者，
甚至屡下而后净者，诚有如吴又可所云。但正气
日虚一日，阴津日耗一日，须加意防护其阴，不
可稍有鲁莽，是在任其责者临时斟酌尽善耳。 眉作
者于益阴三致意焉，真学者金针也。吃紧。吴又可于
邪气复聚之证，但主以小承气，本论于此处分别
立法。 眉枳、朴伤气血劫阴，下后何可轻用。

护胃承气汤方（苦甘法）

生大黄三钱　元参三钱　细生地三钱　丹皮二
钱　知母二钱　麦冬三钱，连心

水五杯，煮取二杯，先服一杯，得结粪，止
后服；不便，再服。

增液汤方（见前）

十六、阳明温病，下后二三日，下证复现，
脉不甚沉，或沉而无力，止可与增液，不可与
承气。

此恐犯数下之禁也。

汪邪不传不化，传表传里，因势导之。温热之证，有解表之后，邪复聚表；攻里之后，邪复聚里；或解表之后，邪入于里；攻里之后，邪还于表；甚至温疫邪炽，有下至数十次而后愈者，诚如吴氏所云。总要看其邪正虚实，以定清热养阴之进退。大抵滋阴不厌频烦，攻下切须慎重。盖下后虚邪与未下实邪不同。攻下稍缓，断无大害；元气一败，无可挽回也。邪少正虚，但与滋阴，便可涤邪，增液、益胃之属酌用；邪虚两停，滋阴之中，略佐涤邪，护胃承气主之；即邪炽正未虚者，亦以增液为主；燥结甚者，间服增液承气，约小其制，方合下后治法。

十七、阳明温病，下之不通，其证有五：应下失下，正虚不能运药，不运药者死，新加黄龙汤主之。喘促不宁，痰涎壅滞，右寸实大，肺气不降者，宣白承气汤主之。左尺牢坚，小便赤痛，时烦渴甚，导赤承气汤主之。邪闭心包，神昏舌短，内窍不通，饮不解渴者，牛黄承气汤主之。津液不足，无水舟停者，间服增液，再不下者，增液承气汤主之。

经谓下不通者死。盖下而至于不通，其为危险可知，不忍因其危险难治而遂弃之。兹按温病中下之不通者共有五因：其因正虚不运药者，正气既虚，邪气复实，勉拟黄龙法，以人参补正，以大黄逐邪，以冬、地增液，邪退正存一线，即可以大队补阴而生，此邪正合治法也。其因肺气不降，而里证又实者，必喘促寸实，则以杏仁、石膏宣肺气之痹，以大黄逐肠胃之结。此脏腑合治法也。其因火腑不通，左尺必现牢坚之脉。（左尺，小肠脉也，俗候于左寸者非，细考《内经》自知。）小肠热盛，下注膀胱，小便必涓滴，赤且痛也，则以导赤去淡通之阳药，加连、柏之苦通火腑，大黄、芒硝承胃气而通大肠。此二肠同治法也。其因邪闭心包，内窍不通者，前五条已有先与牛黄丸，再与承气之法。此条系已下而不通，舌短神昏，闭已甚矣；饮不解渴，消亦甚矣。较前条仅仅谵语则更急而又急，立刻有闭脱之虞，阳明大实不通，有消亡肾液之虞，其势不可少缓须臾，则以牛黄丸开手少阴之闭，以承气急泻阳明，救足少阴之消。此两少阴合治法也。再此条亦系三焦俱急，当与前第九条用承气、陷胸合法者参看。其因阳明太热，津液枯燥，水不足以行舟，而结粪不下者，非增液不可服。服增液两剂，法当自下。其或脏躁太甚之人，竟有不下者，则以增液合调胃承气汤，缓缓与服，约二时服半杯沃之，此一腑中气血合治法也。眉此论反得详尽，无一字非的义，诚得《内经》《金匮》之精。

新加黄龙汤（苦甘咸法）

细生地五钱　生甘草二钱　人参一钱五分，另煎　生大黄三钱　芒硝一钱　元参五钱　麦冬五钱，连心　当归一钱五分　海参二条，洗　姜汁六匙

水八杯，煮取三杯。先用一杯，冲参汁五分，姜汁二匙，顿服之。如腹中有响声，或转矢气者，为欲便也；候一二时不便，再如前法服一杯；候二十四刻，不便，再服第三杯。如服一杯即得便，止后服，酌服益胃汤一剂（益胃汤方见前）。余参或可加入。

方论：此处方于无可处之地，勉尽人力，不肯稍有遗憾之法也。旧方用大承气加参、地、当归，须知正气久耗，而大便不下者，阴阳俱惫，

尤重阴液消亡，不得再用枳、朴伤气而耗液。故
改用调胃承气，取甘草之缓急，合人参补正，微
点姜汁，宣通胃气，代枳、朴之用，合人参最宣
胃气。加麦、地、元参保津液之难保，而又去血
结之积聚。姜汁为宣气分之用。当归为宣血中气
分之用。再加海参者，海参咸能化坚，甘能补正。
按海参之液，数倍于其身，其能补液可知，且蠕
动之物，能走络中血分，病久者必入络，故以之
为使也。

宣白承气汤方（苦辛淡法）

生石膏五钱　生大黄三钱　杏仁粉二钱　瓜蒌
皮一钱五分

水五杯，煮取二杯，先服一杯，不知，再服。

导赤承气汤

赤芍三钱　细生地五钱　生大黄三钱　黄连二
钱　黄柏二钱　芒硝一钱

水五杯，煮取二杯，先服一杯，不下，再服。

牛黄承气汤

即用前安宫牛黄丸二丸，化开，调生大黄末
三钱，先服一半，不知，再服。

增液承气汤

即于增液汤内加大黄三钱，芒硝一钱五分。

水八杯，煮取三杯，先服一杯，不知，再服。

十八、下后虚烦不眠，心中懊侬，甚至反复颠倒，栀子豉汤主之。若少气者，加甘草；若呕者，加姜汁。

邪气半至阳明，半犹在膈，下法能除阳明之邪，不能除膈间之邪，故症现懊侬虚烦。栀子豉汤，涌越其在上之邪也。少气加甘草者，误下固能伤阴，此则以误下而伤胸中阳气，甘能益气，故加之。呕加姜汁者，胃中未至甚热燥结，误下伤胃中阳气，木来乘之，故呕，加姜汁，和肝而降胃气也，胃气降，则不呕矣。

栀子豉汤方（见上焦篇）

栀子豉加甘草汤

即于栀子豉汤内加甘草二钱，煎法如前。

栀子豉加姜汁法

即于栀子豉汤内加姜汁五匙。

十九、阳明温病，干呕口苦而渴，尚未可下者，黄连黄芩汤主之。不渴而舌滑者属湿温。

温热，燥病也，其呕由于邪热夹秽，扰乱中宫而然。故以黄连、黄芩撤其热，以芳香蒸变化其浊也。

黄连黄芩汤方（苦寒微辛法）

黄连二钱　黄芩二钱　郁金一钱五分　香豆豉二钱

水五杯，煮取二杯，分三次服。

二十、阳明温病，舌黄燥，肉色绛，不渴者，邪在血分，清营汤主之。若滑者，不可与也，当于湿温中求之。

温病传里，理当渴甚，今反不渴者，以邪气深入血分，格阴于外，上潮于口，故反不渴也。曾过气分，故苔黄而燥。邪居血分，故舌之肉色绛也。若舌苔白滑、灰滑、淡黄而滑，不渴者，乃湿气蒸腾之象，不得用清荣柔以济柔也。

汪此条以舌绛为主。舌绛，不渴，夜甚，乃入营的候。再按绛而中心黄苔，当气血两清；纯绛鲜红，急涤包络；中心绛干，两清心胃；尖独干绛，专泄火腑；舌绛而光，当濡胃阴；绛而枯痿，急用胶、黄；干绛无色，宜投复脉（此二证俱属下焦）。以上俱仍合脉证参详。若舌绛兼有白苔，或黄白相兼，是邪仍在气分。绛而有滑苔者，则为湿热熏蒸，误用血药滋腻，邪必难解，不可不慎也，详见上下二焦。

清营汤方（见上焦篇）

二十一、阳明斑者，化斑汤主之。

方义并见上焦篇。

二十二、阳明温病，下后疹续出者，银翘散去豆豉加细生地大青叶元参丹皮汤主之。

方义并见上焦篇。

二十三、斑疹，用升提则衄，或厥，或呛咳，或昏痉，用壅补则瞀乱。

此治斑疹之禁也。斑疹之邪在血络，只喜轻宣凉解，眉尝见小儿，医有过用升提而死者。若用柴胡、升麻辛温之品，直升少阳，使热血上循清道则衄。过升则下竭，下竭者必上厥；肺为华盖，受热毒之熏蒸则呛咳；心位正阳，受升提之摧迫则昏痉。至若壅补，使邪无出路，络道比经道最细，诸疮痛痒皆属于心，既不得外出，其势必返而归之于心，不瞀乱得乎？

二十四、斑疹阳明证悉具，外出不快，内壅

特甚者，调胃承气汤微和之，得通则已，不可令大泄，大泄则内陷。

此斑疹下法，微有不同也。斑疹虽宜宣泄，但不可太过，令其内陷。斑疹虽忌升提，亦畏内陷。方用调胃承气者，避枳、朴之温燥，取芒硝之入阴，甘草败毒缓中也。

调胃承气汤方（见前）

二十五、阳明温毒发痘者，如斑疹法，随其所在而攻之。

温毒发痘，如小儿痘疮，或多或少，紫黑色，皆秽浊太甚，疗治失宜而然也。虽不多见，间亦有之。随其所在而攻，谓脉浮则用银翘散加生地、元参，渴加花粉，毒重加金汁、人中黄，小便短加芩、连之类；脉沉，内壅者，酌轻重下之。

二十六、阳明温毒，杨梅疮者，以上法随其所偏而调之，重加败毒，兼与利湿。

此条当入湿温，因上条温痘连类而及，故编于此，可以互证也。杨梅疮者，形似杨梅，轻则红紫，重则紫黑，多现于背部、面部，亦因感受秽浊而然。如上法者，如上条治温痘之法。毒甚，故重加败毒。此证毒附湿而为灾，故兼与利湿，如萆薢、土茯苓之类。

二十七、阳明温病，不甚渴，腹不满，无汗，小便不利，心中懊憹者，必发黄。黄者，栀子柏皮汤主之。

受邪太重，邪热与胃阳相搏，不得发越，无汗不能自通，热必发黄矣。

栀子柏皮汤方

栀子五钱　生甘草三钱　黄柏五钱

水五杯，煮取二杯，分二次服。

方论：此湿淫于内，以苦燥之，热淫于内，佐以甘苦法也。栀子清肌表，解五黄，又治内烦；黄柏泻膀胱，疗肌肤间热；甘草协和内外。三者其色皆黄，以黄退黄，同气相求也。按又可但有茵陈大黄汤，而无栀子柏皮汤，温热发黄，岂皆可下者哉！

二十八、阳明温病，无汗，或但头汗出，身无汗，渴欲饮水，腹满，舌燥黄，小便不利者，必发黄，茵陈蒿汤主之。

此与上条异者，在口渴、腹满耳。上条口不

甚渴，腹不满，胃不甚实，故不可下；此则胃家已实而黄不得退，热不得越，无出表之理，故从事于下趋大小便也。

茵陈蒿汤

茵陈蒿六钱　栀子三钱　生大黄三钱

水八杯，先煎茵陈减水之半，再入二味，煮成三杯，分三次服，以小便利为度。

方论：此纯苦急趋之方也。发黄，外闭也；腹满，内闭也。内外皆闭，其势不可缓。苦性最急，故以纯苦急趋下焦也。黄因热结，泻热者必泻小肠，小肠丙火，非苦不通。胜火者莫如水，茵陈得水之精，开郁莫如发陈，茵陈生发最速，高出众草，主治热结黄疸，故以之为君。栀子通水源而利三焦，大黄除实热而减腹满，故以之为佐也。

二十九、阳明温病，无汗，实证未剧，不可下，小便不利者，甘苦合化，冬地三黄汤主之。

大凡小便不通，有责之膀胱不开者，有责之上游结热者，有责之肺气不化者。温热之小便不通，无膀胱不开证，皆上游（指小肠而言。）热结与肺气不化而然也。小肠火腑，故以三黄苦药通之。热结则液干，故以甘寒润之。金受火刑，化气维艰，故倍用麦冬以化之。

冬地三黄汤方（甘苦合化阴气法）

麦冬八钱　黄连一钱　苇根汁半酒杯，冲　元参四钱　黄柏一钱　银花露半酒杯，冲　细生地四钱　黄芩一钱　生甘草三钱

水八杯，煮取三杯，分三次服，以小便得利为度。

三十、温病，小便不利者，淡渗不可与也，忌五苓、八正辈。

此用淡渗之禁也。热病有余于火，不足于水，惟以滋水泻火为急务，岂可再以淡渗动阳而烁津乎！圊申淡渗禁，吃紧。奈何吴又可于小便条下，特立猪苓汤，乃去仲景原方之阿胶，反加木通、车前，渗而又渗乎？其治小便血分之桃仁汤中，仍用滑石，不识何解。

三十一、温病燥热，欲解燥者，先滋其干，不可纯用苦寒也，服之反燥甚。

此用苦寒之禁也。温病有余于火，不用淡渗

犹易明，并苦寒亦设禁条，则未易明也。举世皆以苦能降火，寒能泻热，坦然用之而无疑，不知苦先入心，其化以燥，服之不应，愈化愈燥。眉申苦寒禁，尤吃紧。宋人以目为火户，设立三黄汤，久服竟至于瞎，非化燥之明征乎？吾见温病而恣用苦寒，津液干涸不救者甚多，盖化气比本气更烈。故前条冬地三黄汤，甘寒十之八九，苦寒仅十之一二耳。至茵陈蒿汤之纯苦，止有一用，或者再用，亦无屡用之理。吴又可屡诋用黄连之非，而又恣用大黄，惜乎其未通甘寒一法也。

三十二、阳明温病，下后热退，不可即食，食者必复；周十二时后，缓缓与食，先取清者，勿令饱，饱则必复，复必重也。

此下后暴食之禁也。眉申暴食禁，亦要。下后虽然热退，余焰尚存，盖无形质之邪，每借有形质者以为依附。必须坚壁清野，勿令即食。一日后稍可食清而又清之物，若稍重浊，犹必复也。勿者，禁止之词。必者，断然之词也。

三十三、阳明温病，下后脉静，身不热，舌上津回，十数日不大便，可与益胃增液辈，断不

可再与承气也。下后舌苔未尽退，口微渴，面微赤，脉微数，身微热，日浅者亦与增液辈；日深，舌微干者，属下焦复脉法也（方见下焦）。**勿轻与承气，轻与者，肺燥而咳，脾滑而泄，热反不除，渴反甚也，百日死。**

此数下亡阴之大戒也。眉申数下禁，尤要。下后不大便十数日，甚至二十日，乃肠胃津液受伤之故。不可强责其便，但与复阴自能便也。此条脉静身凉，人犹易解，至脉虽不躁而未静，身虽不壮热而未凉，俗医必谓邪气不尽，必当再下。在又可法中亦必再下，不知大毒治病，十衰其六，但与存阴退热，断不误事。（下后邪气复聚，大热大渴，面正赤，脉躁甚，不在此例。）若轻与苦燥，频伤胃阴，肺之母气受伤，阳明化燥，肺无秉气，反为燥逼，焉得不咳。燥咳久者，必身热而渴也。若脾气为快利所伤，必致滑泄，滑泄则阴伤而热渴愈加矣。迁延三月，天道小变之期，其势不能再延，故曰百日死也。

三十四、阳明温病，渴甚者，雪梨浆沃之。

雪梨浆（方法见前）

三十五、阳明温病，下后微热，舌苔不退者，薄荷末拭之。

以新布蘸新汲凉水，再蘸薄荷细末，频擦舌上。

三十六、阳明温病，斑疹、温痘、温疮、温毒、发黄、神昏谵语者，安宫牛黄丸主之。

心居膈上，胃居膈下，虽有膜隔，其浊气太甚，则亦可上干心包络。且病自上焦而来，故必以芳香逐秽开窍为要也。

安宫牛黄丸方（见上焦篇）

三十七、风温、温热、温疫、温毒、冬温之在中焦，阳明病居多；湿温之在中焦，太阴病居多；暑温则各半也。

此诸温不同之大关键也。温热皆因于火，以火从火，阳明阳土，以阳从阳，故阳明病居多。湿温则以从湿，太阴阴土，以阴从阴，则太阴病居多。暑兼湿热，故各半也。

暑温　伏暑

三十八、脉洪滑，面赤，身热，头晕，不恶寒，但恶热，舌上黄滑苔，渴欲凉饮，饮不解渴，得水则呕，按之胸下痛，小便短，大便闭者，阳明暑温，水结在胸也，小陷胸汤加枳实主之。

脉洪，面赤，不恶寒，病已不在上焦矣。暑兼湿热，热甚则渴，引水求救。湿郁中焦，水不下行，反来上逆，则呕。胃气不降，则大便闭。故以黄连、瓜蒌清在里之热痰，半夏除水痰而强胃。加枳实者，取其苦辛通降，开幽门而引水下行也。

小陷胸加枳实汤方（苦辛寒法）

黄连二钱　瓜蒌三钱　枳实二钱　半夏五钱

急流水五杯，煮取二杯，分二次服。

三十九、阳明暑温，脉滑数，不食，不饥，不便，浊痰凝聚，心下痞者，半夏泻心汤去人参、干姜、大枣、甘草加枳实、杏仁主之。

不饥不便，而有浊痰，心下痞满，湿热互结

而阻中焦气分。故以半夏、枳实开气分之湿结；黄连、黄芩开气分之热结；杏仁开肺与大肠之气痹。暑中热甚，故去干姜。非伤寒误下之虚痞，故去人参、甘草、大枣，且畏其助湿作满也。

半夏泻心汤去干姜甘草加枳实杏仁汤（苦辛寒法）

半夏一两　黄连二钱　黄芩三钱　枳实二钱　杏仁三钱

水八杯，煮取三杯，分三次服。虚者复纳人参二钱，大枣三枚。

四十、阳明暑温，湿气已化，热结独存，口燥咽干，渴欲饮水，面目俱赤，舌燥黄，脉沉实者，小承气汤各等分下之。

暑兼湿热，其有体瘦质燥之人，感受热重湿轻之证。湿先从热化尽，只余热结中焦，具诸下证，方可下之。

汪 湿热入胃腑方可下。虽云化热，究从湿来，故枳、朴、大黄等分用也。大抵温病诊舌为要。痞满之证，见黄燥，方可议下；黄而不燥，仍可宣泄，以驱之入胃。或苦温助之化燥，见黄，方可用苦泄（泻心、陷胸之属）；黄白相兼，或灰白色，仍用开提（三香、杏蔻、枳、桔之属）。以达之于肺，不可误也。又叶天士论伤寒热邪劫烁，下之宜猛；温病多湿邪内搏，下之宜轻；伤寒大便溏为邪尽，不可下；湿温病大便溏为邪未尽，便硬方为无湿，不可攻也。此皆要论，不可不知。

小承气汤（方义并见前。此处不必以大黄为君，三物各等分可也）

四十一、暑温蔓延三焦，舌滑微黄，邪在气分者，三石汤主之；邪气久留，舌绛苔少，热搏血分者，加味清宫汤主之；神识不清，热闭内窍者，先与紫雪丹，再与清宫汤。⟦眉⟧气血二字扼要。

蔓延三焦，则邪不在一经一脏矣，故以急清三焦为主。然虽云三焦，以手太阴一经为要领。盖肺主一身之气，气化则暑湿俱化，且肺脏受生于阳明，肺之藏象属金，色白，阳明之气运亦属金，色白。故肺经之药多兼走阳明，阳明之药多兼走肺也。再肺经通调水道，下达膀胱，肺痹开则膀胱亦开。是虽以肺为要领，而胃与膀胱皆在治中，则三焦俱备矣。是邪在气分而主以三石汤之奥义也。若邪气久羁，必归血络，心主血脉，故以加味清宫汤主之。内窍欲闭则热邪盛矣，紫雪丹开内窍而清热最速者也。

三石汤方

飞滑石三钱　生石膏五钱　寒水石三钱　杏仁三钱　竹茹二钱，炒　银花三钱，花露更妙　金汁一酒杯，冲　白通草二钱

水五杯，煮成二杯，分二次温服。

方论：此微苦辛寒兼芳香法也。盖肺病治法，微苦则降，过苦反过病所，辛凉所以清热，芳香所以败毒而化浊也。按三石，紫雪丹中之君药，取其得庚金之气，清热退暑利窍，兼走肺胃者也。杏仁、通草为宣气分之用，且通草直达膀胱，杏仁直达大肠。竹茹以竹之脉络，而通人之脉络。金汁、银花，败暑中之热毒。

加味清宫汤方

即于前清宫汤内加知母三钱，银花二钱，竹沥五茶匙冲入。

方论：此苦辛寒法也。清宫汤前已论之矣。加此三味者，知母泻阳明独胜之热，而保肺清金；

银花败毒而清络；竹沥除胸中大热，止烦闷消渴。
合清宫汤为暑延三焦血分之治也。

四十二、暑温、伏暑，三焦均受，舌灰白，
胸痞闷，潮热呕恶，烦渴自利，汗出溺短者，杏
仁滑石汤主之。眉上二条湿轻热重，此条湿热两停。

舌白胸痞，自利呕恶，湿为之也。潮热烦渴，
汗出溺短，热为之也。热处湿中，湿蕴生热，湿
热交混，非偏寒偏热可治。故以杏仁、滑石、通
草，先宣肺气，由肺而达膀胱以利湿，厚朴苦温
而泻湿满，芩、连清里而止湿热之利，郁金芳香
走窍而开闭结，橘、半强胃而宣湿化痰以止呕恶，
俾三焦混处之邪，各得分解矣。

杏仁滑石汤方（苦辛寒法）

杏仁三钱　滑石三钱　黄芩二钱　橘红一钱
五分　黄连一钱　郁金二钱　通草一钱　厚朴二
钱　半夏三钱

水八杯，煮取三杯，分三次服。

寒　湿

　　四十三、湿之入中焦，有寒湿，有热湿，有自表传来，有水谷内蕴，有内外相合。其中伤也，有伤脾阳，有伤脾阴，有伤胃阳，有伤胃阴，有两伤脾胃，伤脾胃之阳者十常八九，伤脾胃之阴者十居一二。彼此混淆，治不中窾，遗患无穷，临证细推，不可泛论。

　　此统言中焦湿证之总纲也。眉总纲，扼要。寒湿者，湿与寒水之气相搏也，盖湿水同类，其在天之阳时为雨露，阴时为霜雪，在江河为水，在土中为湿，体本一源，易于相合，最损人之阳气。热湿者，在天时长夏之际，盛热蒸动湿气流行也。在人身湿郁本身阳气久而生热也，兼损人之阴液。自表传来，一由经络而脏腑，一由肺而脾胃。水谷内蕴，肺虚不能化气，脾虚不能散津，或形寒饮冷，或酒客中虚，内外相合，客邪既从表入，而伏邪又从内发也。伤脾阳，在中则不运、痞满，传下则洞泄、腹痛。伤胃阳，则呕逆不食，膈胀胸痛。两伤脾胃，既有脾证，又有胃证也。其伤脾胃之阴若何？湿久生热，热必伤阴，古称湿火者是也。眉南方卑湿伤阴者十常六七。伤胃阴，则口渴不饥。伤脾阴，则舌先灰滑，后反黄燥，大便坚结。湿为阴邪，其伤人之阳也，得理之正，故多而常见。其伤人之阴也，乃势之变，故罕而少见。治湿者必须审在何经何脏，兼寒兼热，气分血分，而出辛凉、辛温、甘温、苦温、淡渗、苦渗之治，庶所投必效。若脾病治胃，胃病治脾，兼下焦者，单治中焦，或笼统混治，脾胃不分，阴阳寒热不辨，将见肿胀、黄疸、洞泄、衄血、便血，诸证蜂起矣。惟在临证者细心推求，下手有准的耳。盖土为杂气，兼证甚多，最难分析，岂可泛论湿气而已哉！

汪温热、湿温，为本书两大纲。温热从口鼻吸受，并无寒证，最忌辛温表散。但当认定门径，勿与伤寒混杂，再能按三焦投药，辨清气血营卫，不失先后缓急之序，便不致误。湿温为三气杂感，浊阴弥漫，有寒有热，传变不一，全要细察兼证，辨明经络脏腑、气血阴阳、湿热二气偏多偏少，方可论治。故论湿温方法，较温热为多，读者以此意求之，无余蕴矣。再按热证清之则愈，湿证宣之则愈。重者往往宣之未愈，待其化热而后清，清而后愈。一为阳病，一兼阴病，至鲁至道，难易较然。

四十四、足太阴寒湿，痞结胸满，不饥不食，半苓汤主之。

此书以温病名，并列寒湿者，以湿温紧与寒湿相对，言寒湿而湿温更易明析。痞结胸满，仲景列于太阴篇中，乃湿郁脾阳，足太阴之气不为鼓动运行。脏病而累及腑，痞结于中，故亦不能食也。故以半夏、茯苓培阳土以吸阴土之湿，厚朴苦温以泻湿满，黄连苦以渗湿，重用通草以利水道，使邪有出路也。

半苓汤方（此苦辛淡渗法也）

半夏五钱　茯苓块五钱　川连一钱　厚朴三钱　通草八钱，煎汤煮前药

水十二杯，煮通草成八杯，再入余药，煮成三杯，分三次服。

四十五、足太阴寒湿，腹胀，小便不利，大便溏而不爽，若欲滞下者，四苓加厚朴秦皮汤主

之，五苓散亦主之。

经谓太阴所至，发为䐜胀；又谓厥阴气至，为
䐜胀，盖木克土也。太阴之气不运，以致膀胱之
气不化，故小便不利。四苓辛淡渗湿，使膀胱开
而出邪，以厚朴泻胀，以秦皮洗肝也。其或肝气
不热，则不用秦皮，仍用五苓中之桂枝以和肝，
通利三焦而行太阳之阳气，故五苓散亦主之。

四苓加厚朴秦皮汤方（苦温淡法）

苍术三钱　厚朴三钱　茯苓块五钱　猪苓四
钱　秦皮二钱　泽泻四钱

水八杯，煮成八分三杯，分三次服。

五苓散（甘温淡法）

猪苓一两　赤术一两　茯苓一两　泽泻一两六
钱　桂枝五钱

共为细末，百沸汤和服三钱，日三服。

**四十六、足太阴寒湿，四肢乍冷，自利，目
黄，舌白滑，甚则灰，神倦不语，邪阻脾窍，舌
蹇语重，四苓加木瓜草果厚朴汤主之。**

脾主四肢，脾阳郁，故四肢乍冷。湿渍脾而
脾气下溜，故自利。目白精属肺，足太阴寒则手

太阴不能独治，两太阴同气也，且脾主地气，肺主天气，地气上蒸，天气不化，故目睛黄也。白滑与灰，寒湿苔也。湿困中焦，则中气虚寒，中气虚寒，则阳光不治，主正阳者，心也，心藏神，故神昏。心主言，心阳虚，故不语。脾窍在舌，湿邪阻窍，则舌蹇而语声迟重。湿以下行为顺，故以四苓散驱湿下行，加木瓜以平木，治其所不胜也。厚朴以温中行滞，草果温太阴独胜之寒，芳香而达窍，补火以生土，驱浊以生清也。

四苓加木瓜厚朴草果汤方（苦热兼酸淡法）

生於白术三钱　猪苓一钱五分　泽泻一钱五分　赤苓块五钱　木瓜一钱　厚朴一钱　草果八分　半夏三钱

水八杯，煮取八分三杯，分三次服，阳素虚者，加附子二钱。

四十七、足太阴寒湿，舌灰滑，中焦滞痞，草果茵陈汤主之；面目俱黄，四肢常厥者，茵陈四逆汤主之。

湿滞痞结，非温通而兼开窍不可，故以草果为君。茵陈因陈生新，生发阳气之机最速，故以之为佐。广皮、大腹、厚朴，共成泻痞之功。猪苓、泽泻，以导湿外出也。若再加面黄肢逆，则非前汤所能济，故以四逆回厥，茵陈宣湿退黄也。

草果茵陈汤方（苦辛温法）

草果一钱　茵陈三钱　茯苓皮三钱　厚朴二钱　广皮一钱五分　猪苓二钱　大腹皮二钱　泽泻一钱五分

水五杯，煮取二杯，分二次服。

茵陈四逆汤方（苦辛甘热复微寒法）

附子三钱，炮　干姜五钱　炙甘草二钱　茵陈六钱

水五杯，煮取二杯。温服一杯，厥回，止后服；仍厥，再服；尽剂，厥不回，再作服。

四十八、足太阴寒湿，舌白滑，甚则灰，脉迟，不食，不寐，大便窒塞，浊阴凝聚，阳伤腹痛，痛甚则肢逆，椒附白通汤主之。

此足太阴寒湿，兼足少阴、厥阴证也。白滑、灰滑，皆寒湿苔也。脉迟者，阳为寒湿所困，来去俱迟也。不食，胃阳痹也。不寐，中焦湿聚，阻遏阳气不得下交于阴也。大便窒塞，脾与大肠

之阳不能下达也。阳为湿困，返逊位于浊阴，故浊阴得以蟠踞中焦而为痛也。⬚眉古人论痛，未有如此之明快者。凡痛皆邪正相争之象，虽曰阳困，究竟阳未绝灭，两不相下，故相争而痛也。（后凡言痛者仿此。）椒附白通汤，齐通三焦之阳，而急驱浊阴也。

椒附白通汤方

生附子三钱，炒黑　川椒二钱，炒黑　淡干姜二钱　葱白三茎　猪胆汁半烧酒杯，去渣后调入

水五杯，煮成二杯，分二次凉服。

方论：此苦辛热法复方也。苦与辛合，能降能通，非热不足以胜重寒而回阳。附子益太阳之标阳，补命门之真火，助少阳之火热。盖人之命火，与太阳之阳、少阳之阳旺，行水自速，三焦通利，湿不得停，焉能聚而为痛，故用附子以为君，火旺则土强。⬚眉寒湿系阴证，中阳素弱者，病此尤多，虽盛暑犹宜姜、附，不可畏而不用。干姜温中逐湿痹，太阴经之本药，川椒燥湿除胀消食，治心腹冷痛，故以二物为臣。葱白由内而达外，中空，通阳最速，亦主腹痛，故以之为使。浊阴凝

聚不散，有格阳之势，故反佐以猪胆汁。猪，水畜，属肾，以阴求阴也；胆乃甲木，从少阳，少阳主开泄，生发之机最速。此用仲景白通汤，与许学士椒附汤，合而裁制者也。

四十九、阳明寒湿，舌白腐，肛坠痛，便不爽，不喜食，附子理中汤去甘草加广皮厚朴汤主之。

九窍不和，皆属胃病。胃受寒湿所伤，故肛门坠痛而便不爽；阳明失阖，故不喜食。理中之人参补阳明之正。苍术，补太阴而渗湿。姜、附运坤阳以劫寒，盖脾阳转而后湿行，湿行而后胃阳复。去甘草，畏其满中也。加厚朴、广皮，取其行气。合而言之，辛甘为阳，辛苦能通之义也。

附子理中汤去甘草加厚朴广皮汤方（辛甘兼苦法）

生茅术三钱　人参一钱五分　炮干姜一钱五分　厚朴二钱　广皮一钱五分　生附子一钱五分，炮黑

水五杯，煮取八分二杯，分二次服。

〔徵〕仲景理中汤原方中用术，今定以苍术者，苍术燥

湿而兼解郁，不似白术之呆滞也。丹溪制越鞠丸，方以苍术治湿郁。以上见证，皆郁证也，故用苍术。古书只有术名而无苍、白之分，至《唐本草》始分赤、白，后世又谓赤术为苍术矣。

五十、寒湿伤脾胃两阳，寒热，不饥，吞酸，形寒，或脘中痞闷，或酒客湿聚，苓姜术桂汤主之。

此兼运脾胃，宣通阳气之轻剂也。

苓姜术桂汤方（苦辛温法）

茯苓块五钱　生姜三钱　炒白术三钱　桂枝三钱

水五杯，煮取八分二杯，分温再服。

五十一、湿伤脾胃两阳，既吐且利，寒热身痛，或不寒热，但腹中痛，名曰霍乱。寒多，不欲饮水者，理中汤主之。热多，欲饮水者，五苓散主之。吐利汗出，发热恶寒，四肢拘急，手足厥冷，四逆汤主之。吐利止而身痛不休者，宜桂枝汤小和之。眉此条有阴阳二证，以欲饮、不欲饮辨之。欲饮水而不能者，仍阴证。

按霍乱一证，长夏最多，本与阳虚寒湿凝聚

关系非轻，伤人于顷刻之间。奈时医不读《金匮》，不识病源，不问轻重，一概主以藿香正气散，轻者原有可愈之理，重者死不旋踵。更可笑者，正气散中加黄连、麦冬，大用西瓜治渴欲饮水之霍乱，病者岂堪命乎！瑭见之屡矣，故特米《金匮》原文，备录于此。胃阳不伤不吐，脾阳不伤不泻，邪正不争不痛，营卫不乖不寒热。以不饮水之故，知其为寒多，主以理中汤（原文系理中丸，方后自注云：然丸不及汤，盖丸缓而汤速也，且恐丸药不精，故直改从汤。）温中散寒。人参、甘草，胃之守药。白术、甘草，脾之守药。干姜能通能守。上下两泄者，故脾胃两守之。且守中有通，通中有守，以守药作通用，以通药作守用。若热欲饮水之证，饮不解渴，而吐泄不止，则主以五苓。邪热须从小便去。膀胱为小肠之下游，小肠，火腑也，五苓通前阴，所以守后阴也。太阳不开，则阳明不阖，开太阳正所以守阳明也。此二汤皆有一举两得之妙。吐利则脾胃之阳虚，汗出则太阳之阳亦虚；发热者，浮阳在外也；恶寒者，实寒在中也；四肢拘急，脾阳不荣四末；手足厥冷，中土虚而厥阴肝木来乘。病者四逆，汤善救逆，故名四逆汤。人参、甘草守中阳，干姜、附子通中阳，人参、附子护外阳，干姜、甘草护中阳，中外之阳复回，则群阴退避，而厥回矣。吐利止而身痛不休者，中阳复而表阳不和也，故以桂枝汤温经络而微和之。

理中汤方（甘热微苦法。此方分量以及后加减法悉照《金匮》原文，用者临时斟酌。）

人参　甘草　白术　干姜各三两

水八杯，煮取三杯，温服一杯，日三服。

加减法：若脐上筑者，肾气动也，去术，加桂四两。吐多者，去术，加生姜三两。下多者，还用术。悸者，加茯苓二两。渴欲饮水者，加术，足前成四两半。腹中痛者，加人参，足前成四两半。寒者，加干姜，足前成四两半。腹满者，去术，加附子一枚。服汤后，如食顷，饮热粥一升许，微自汗，勿令揭衣被。

五苓散方（见前）

加减法：腹满者，加厚朴、广皮各一两。渴甚，面赤，脉大紧而急，扇扇不知凉，饮冰不知冷，腹痛甚，时时躁烦者，格阳也，加干姜一两五钱。（此条非仲景原文，余治验也。）

百沸汤和，每服五钱，日三服。

汪 湿温、湿疟、寒湿、中寒等证，皆有阴盛格阳。若春温、风温、暑温、温疫、温毒，非犯逆则绝无此证，虽或病前病中兼犯房劳遗泄，亦断无阴证，而阳盛格阴者，则往往有之。俗医传派不清，临事狐疑，失之毫厘，人命立绝。此条与温热门中中下焦阳厥数条参看，庶乎临证了然，厥功巨矣。

四逆汤方（辛甘热法。分量临时斟酌。）

炙甘草二两　干姜一两半　生附子一枚，去皮　加人参一两

水五茶碗，煮取二碗，分二次服。

按原方无人参，此独加人参者，前条寒多，不饮水，较厥逆尚轻，仲景已用人参；此条诸阳欲脱，中虚更急，不用人参，何以固内？柯韵伯《伤寒注》云：仲景凡治虚证，以里为重，协热下利，脉微弱者，便用人参；汗后身痛，脉沉迟者，便加人参。此脉迟而利清谷，且不烦不咳，中气大虚，元气已脱，但温不补，何以救逆乎？观茯

苓四逆之烦躁，且以人参。况通脉四逆，岂得无参？是必有脱落耳。备录于此存参。

五十二、霍乱兼转筋者，五苓散加防己桂枝薏仁主之；寒甚，脉紧者，再加附子。

肝藏血，主筋，筋为寒湿搏急而转，故于五苓和霍乱之中加桂枝温筋，防己急驱下焦血分之寒湿，薏仁主湿痹脚气，扶土抑木，治筋急拘挛。甚寒，脉紧，则非纯阳之附子不可。

五苓散加防己桂枝薏仁方

即于前五苓散内加防己一两，桂枝一两半，足前成二两，薏仁二两。寒甚者，加附子大者一枚。杵为细末，每服五钱，百沸汤和，日三，剧者日三夜一，得卧则勿令服。

五十三、卒中寒湿，内夹秽浊，眩冒欲绝，腹中绞痛，脉沉紧而迟，甚则伏，欲吐不得吐，欲利不得利，甚则转筋，四肢欲厥，俗名发痧，又名干霍乱。转筋者，俗名转筋火，古方书不载。（不载者，不载上三条之俗名耳，若是证，当于《金匮》腹满、腹痛、心痛、寒疝诸条参看自得。）蜀椒救中汤主之，九痛丸亦可服；语乱者，先服至宝丹，再

与汤药。

按此证夏日湿蒸之时最多，故因霍乱而类记于此。中阳本虚，内停寒湿，又为蒸腾秽浊之气所干，由口鼻而直行中道，以致腹中阳气受逼，所以相争而为绞痛；胃阳不转，虽欲吐而不得；脾阳困闭，虽欲利而不能；其或经络亦受寒湿，则筋如转索，而后者向前矣；中阳虚而肝木来乘则厥。俗名发痧者何？盖以此证病来迅速，或不及延医，或医亦不识，相传以钱或用瓷碗口，蘸姜汤或麻油，刮其关节，刮则其血皆分，住则复合，数数分合，动则生阳，关节通而气得转，往往有随手而愈者，刮处必现血点，红紫如沙，故名痧也。但刮后须十二时不饮水，方不再发。不然则留邪在络，稍受寒、发怒，则举发矣。以其欲吐不吐，欲利不利而腹痛，故又名干霍乱。其转筋名转筋火者，以常发于夏月，夏月火令，又病迅速如火也，其实乃伏阴与湿相搏之故。眉尝见一人患此病饮米汤立毙。以大建中之蜀椒，急驱阴浊下行，干姜温中，去人参、胶饴者，畏其满而守也；加厚朴以泻湿中浊气，槟榔以散结气，直达下焦，广皮通行十二经之气。改名救中汤，急驱浊阴，所以救中焦之真阳也。九痛丸一面扶正，一面驱邪，其驱邪之功最速，故亦可服。再按前吐泻之霍乱，有阴阳二证，干霍乱则纯有阴而无阳，眉辨要。所谓天地不通，闭塞而成冬，有若否卦之义。若语言乱者，邪干心包，故先以至宝丹驱包络之邪也。

救中汤方（苦辛通法）

蜀椒三钱，炒出汗　淡干姜四钱　厚朴三钱　槟榔二钱　广皮二钱

水五杯，煮取二杯，分二次服。兼转筋者，加桂枝三钱，防己五钱，薏仁三钱。厥者，加附子二钱。

九痛丸方（治九种心痛，苦辛甘热法）

附子三两　生狼牙一两　人参一两　干姜一两　吴茱萸一两　巴豆一两，去皮心，熬碾如膏

蜜丸梧子大，酒下。强人初服三丸，日三服；弱者二丸。

兼治卒中恶，腹胀痛，口不能言；又治连年积冷，流注心胸痛，并冷冲上气，落马坠车，血

病等证皆主之。忌口如常法。

方论：《内经》有五脏胃腑心痛，并痰、虫、食积，即为九痛也。心痛之因，非风即寒，故以干姜、附子驱寒壮阳，吴茱萸能降肝脏浊阴下行，生狼牙善驱浮风，以巴豆驱逐痰、虫、陈滞之积，人参养正驱邪，因其药品气血皆入，补泻攻伐皆备，故治中恶腹胀痛等证。

附录《外台》走马汤：治中恶、心痛、腹胀、大便不通。苦辛热法。沈目南注云：中恶之证，俗谓绞肠乌痧，即秽臭恶毒之气，直从口鼻入于心胸肠胃脏腑，壅塞正气不行，故心痛腹胀，大便不通，是为实证，非似六淫侵入而有表里清浊之分，故用巴豆极热大毒峻猛之剂急攻其邪，佐杏仁以利肺与大肠之气，使邪从后阴一扫尽除，则病得愈。若缓须臾，正气不通，营卫阴阳机息则死。是取"通则不痛"之义也。

巴豆二枚，去心皮，熬　杏仁二枚

上二味，以绵缠，槌令碎，热汤二合，捻取白汁饮之，当下。老小强弱量之。通治飞尸鬼击病。

按《医方集解》中治霍乱用阴阳水一法，有协和阴阳，使不相争之义。又治干霍乱用盐汤探吐一法，盖闭塞至极之证，除针灸之外，莫如吐法通阳最速。夫呕，厥阴气也；寒痛，太阳寒水气也；否，冬象也。冬令太阳寒水，得厥阴气至，风能上升则一阳开泄，万象皆有生机矣。至针法，治病最速，取祸亦不缓，当于《甲乙经》中求之。非善针者，不可令针也。

汪《玉龙经》干霍乱取委中，今世俗多用热水急拍腿弯，红筋高起即刺之，出血愈。又按此证亦有不由触秽受寒，但因郁怒而发者，其宜急攻下气，与触秽受寒同。

徵痧证向无方论，人多忽之。然其病起于仓卒，或不识其证，或不得其治，戕人甚速。总因其人浊阴素重，清阳不振，偶感浊阴之气，由口鼻直行中道，邪正交争，营卫逆乱。近世治之者，率有三法，不知起自何人。一则乱之，前按所云是也；一则淬之，以大灯草或纸捻蘸苏麻油，照看其头面额角及胸前、腹上、肩膊等处，凡皮肤间隐隐有红点发出，或如蚊迹，或累累坟起，疏密不同，层次难定，一经照出，轻轻灼而淬之，爆响有声，则病者似觉轻松痛减；一则刺之，其法以针按穴刺出血，凡十处，名曰放痧。此皆针灸遗意，但不见古书，故不悉载。又有试法，与以生黄豆嚼之，不腥者痧；觉有豆腥气者，非痧。与试疔同。患此者俗忌生姜、麻油之类。余历验多年，知其言亦不谬。曾见有少女服生姜而毙，有少男子服干姜一夜而死，余俱随觉随解之耳。前二方中俱有干姜，似与俗说想悖；然干姜与槟榔、巴豆并用，正使邪有出路，既有出路，则干姜不为患矣。但后之人不用此方则已，用此方而妄减其制，必反误事，不可不知。至若羌活、麻黄，则在所大禁。余尚有二方，附记于后，以备裁采。

立生丹（治伤暑、霍乱、痧证、疟痢、泄泻、心痛、胃痛、腹痛、吞吐酸水及一切阴寒之证，结胸、小儿寒痉。）

母丁香一两二钱　沉香四钱　茅苍术一两二钱　明雄黄一两二钱

上为细末，用蟾酥八钱，铜锅内加火酒一小杯，化开，入前药末，丸绿豆大。每服二丸，小儿一丸，温水送下。又下死胎如神。凡被蝎、蜂蜇者，调涂立效，惟孕妇忌之。

此方妙在刚燥药中加芳香透络。蟾乃土之精，上应月魄，物之浊而灵者。其酥入络，以毒攻毒，而方又有所监制，故应手取效耳。

独胜散（治绞肠痧痛急，指甲唇俱青，危在顷刻。）

马粪（年久弥佳）

不拘分两，瓦上焙干，为末，老酒冲服二三钱，不知，再作服。

此方妙在以浊攻浊。马性刚善走，在卦为乾。粪乃浊阴所结，其象圆，其性通，故能摩荡浊阴之邪，仍出下窍。忆昔年济南方讱庵莅任九江，临行，一女子忽患痧证，就地滚嚎，声嘶欲绝。讱庵云：偶因择日不谨，误犯红痧，或应此乎？余急授此方，求马粪不得，即用骡粪，并非陈者，亦随手凑功。

湿 温

（疟、痢、疸、痹附）

五十四、湿热上焦未清，里虚内陷，神识如蒙，舌滑，脉缓，人参泻心汤加白芍主之。

　　湿在上焦，若中阳不虚者，必始终在上焦，断不内陷；或因中阳本虚，或因误伤于药，其势必致内陷。湿之中人也，首如裹，目如蒙，热能令人昏，故神识如蒙，此与热邪直入包络谵语神昏有间。里虚故用人参以护里阳，白芍以护真阴；湿陷于里，故用干姜、枳实之辛通；湿中兼热，故用黄芩、黄连之苦降。此邪已内陷，其势不能还表，法用通降，从里治也。

人参泻心汤方（苦辛寒兼甘法）

　　人参二钱　干姜二钱　黄连一钱五分　黄芩一钱五分　枳实一钱　生白芍二钱

　　水五杯，煮取二杯，分二次服，渣再煮一杯服。

五十五、湿热受自口鼻，由募原直走中道，不饥不食，机窍不灵，三香汤主之。

　　此邪从上焦来，还使上焦去法也。

三香汤方（微苦微辛微寒兼芳香法）

　　瓜蒌皮二钱　桔梗三钱　黑山栀二钱　枳壳二钱　郁金二钱　香豉二钱　降香末三钱

　　水五杯，煮取二杯，分二次温服。

方论：按此证由上焦而来，其机尚浅，故用
蒌皮、桔梗、枳壳微苦微辛开上，山栀轻浮微苦
清热，香豉、郁金、降香化中上之秽浊而开郁。
上条以下焦为邪之出路，故用重；此条以上焦为
邪之出路，故用轻；以下三焦均受者，则用分消。
⚑分析极清。彼此互参，可以知叶氏之因证制方、
心灵手巧处矣！惜散见于案中而人多不察，兹特
为拈出，以概其余。

**五十六、吸受秽湿，三焦分布，热蒸头胀，
身痛呕逆，小便不通，神识昏迷，舌白，渴不多
饮，先宜芳香通神利窍，安宫牛黄丸；继用淡渗
分消浊湿，茯苓皮汤。**

按此证表里经络脏腑三焦俱为湿热所困，最
畏内闭外脱，⚑著眼。故急以牛黄丸宣窍清热而护
神明。但牛黄丸不能利湿分消，故继以茯苓皮汤。

安宫牛黄丸（方法见前）

茯苓皮汤（淡渗兼微辛微凉法）

茯苓皮五钱　生薏仁五钱　猪苓三钱　大腹皮
三钱　白通草三钱　淡竹叶三钱

水八杯，煮取三杯，分三次服。

五十七、阳明湿温，气壅为哕者，新制橘皮竹茹汤主之。

按《金匮》橘皮竹茹汤，乃胃虚受邪之治。今治湿热壅遏胃气致哕，不宜用参甘峻补，故改用柿蒂。按柿成于秋，得阳明燥金之主气，且其形多方，他果未之有也，故治肺胃之病有独胜（肺之脏象属金，胃之气运属金）。柿蒂乃柿之归束处，凡花皆散，凡子皆降，凡降先收，从生而散而收而降，皆一蒂为之也，治逆呃之能事毕矣。（再按草木一身，芦与蒂为升降之门户，载生气上升者，芦也；受阴精归藏者，蒂也。格物者，不可不于此会心焉。）眉前辈有言本草解药性不尽，得此知察理之精求之。五色五味之外，凡辨药须实就物理体会方有妙语，不可泥定本草。本论拈出处可以隅反。

新制橘皮竹茹汤（苦辛通降法）

橘皮三钱　竹茹三钱　柿蒂七枚　姜汁三茶匙冲

水五杯，煮取二杯，分二次温服；不知，再作服。有痰火者，加竹沥、瓜蒌霜；有瘀血者，加桃仁。

五十八、三焦湿郁，升降失司，脘连腹胀，大便不爽，一加减正气散主之。

再按：此条与上第五十六条同为三焦受邪，彼以分消开窍为急务，此以升降中焦为定法，各因见证之不同也。眉以下诸条，看其因症变法之妙，可得用古方法。

一加减正气散方

藿香梗二钱　厚朴二钱　杏仁二钱　茯苓皮二钱　广皮一钱　神曲一钱五分　麦芽一钱五分　绵茵陈二钱　大腹皮一钱

水五杯，煮二杯，再服。

方论：正气散本苦辛温兼甘法，今加减之，乃苦辛微寒法也。去原方之紫苏、白芷，无须发表也。去甘、桔，此证以中焦为扼要，不必提上焦也。只以藿香化浊，厚朴、广皮、茯苓、大腹泻湿满。加杏仁利肺与大肠之气，神曲、麦芽升降脾胃之气，茵陈宣湿郁而动生发之气。藿香但用梗，取其走中不走外也。茯苓但用皮，以诸皮皆凉，泻湿热独胜也。

五十九、湿郁三焦，脘闷，便溏，身痛，舌

白，脉象模糊，二加减正气散主之。

上条中焦病重，故以升降中焦为要。此条脘闷便溏，中焦证也，身痛舌白，脉象模糊，则经络证矣，故加防己急走经络中湿郁；以便溏不比大便不爽，故加通草、薏仁，利小便所以实大便也；大豆黄卷从湿热蒸变而成，能化蕴酿之湿热，而蒸变脾胃之气。

二加减正气散（苦辛淡法）

藿香梗三钱　广皮二钱　厚朴二钱　茯苓皮二钱　木防己三钱　大豆黄卷二钱　川通草一钱五分　薏苡仁三钱

水八杯，煮三杯，三次服。

六十、秽湿着里，舌黄脘闷，气机不宣，久则酿热，三加减正气散主之。

前两法，一以升降为主，一以急宣经隧为主；此则以舌黄之故，预知其内已伏热，久必化热，而身亦热矣。故加杏仁利肺气，气化则湿热俱化；滑石辛淡而凉，清湿中之热；合藿香所以宣气机之不宣也。

三加减正气散方（苦辛寒法）

藿香三钱，连梗叶　茯苓皮三钱　厚朴二钱　广皮一钱五分　杏仁三钱　滑石五钱

水五杯，煮二杯，再服。

六十一、秽湿着里，邪阻气分，舌白滑，脉右缓，四加减正气散主之。

以右脉见缓之故，知气分之湿阻，故加草果、楂肉、神曲，急运坤阳，使足太阴之地气不上蒸手太阴之天气也。

四加减正气散方（苦辛温法）

藿香梗三钱　厚朴二钱　茯苓三钱　广皮一钱五分　草果一钱　楂肉五钱，炒　神曲二钱

水五杯，煮二杯，渣再煮一杯，三次服。

六十二、秽湿着里，脘闷便泄，五加减正气散主之。

秽湿而致脘闷，故用正气散之香开；便泄而知脾胃俱伤，故加大腹运脾气，谷芽升胃气也。以上二条，应入前寒湿类中。以同为加减正气散法，欲观者知化裁古方之妙，故例于此。

五加减正气散（苦辛温法）

藿柏梗二钱　广皮一钱五分　茯苓块三钱　厚朴二钱　大腹皮一钱五分　谷芽一钱　苍术二钱

水五杯，煮二杯，日再服。

按今人以藿香正气散统治四时感冒，试问四时止一气行令乎？抑各司一气，且有兼气乎？况受病之身躯脏腑，又各有不等乎？历观前五法均用正气散，而加法各有不同，亦可知用药非丝丝入扣不能中病，彼泛论四时不正之气，与统治一切诸病之方，皆未望见轩岐之堂室者也，乌可云医乎！

六十三、脉缓，身痛，舌淡黄而滑，渴不多饮，或竟不渴，汗出热解，继而复热，内不能运水谷之湿，外复感时令之湿，发表攻里，两不可施，误认伤寒，必转坏证。徒清热则湿不退，徒祛湿则热愈炽，黄芩滑石汤主之。

脉缓身痛，有似中风，但不浮，舌滑，不渴饮，则非中风矣。若系中风，汗出则身痛解而热不作矣；今继而复热者，乃湿热相蒸之汗，湿属阴邪，其气留连，不能因汗而退，故继而复热。

内不能运水谷之湿，脾胃困于湿也；外复受时令之湿，经络亦困于湿矣。倘以伤寒发表攻里之法施之，发表则诛伐无过之表，阳伤而成痉；攻里则脾胃之阳伤，而成洞泄寒中，故必转坏证也。湿热两伤，不可偏治，故以黄芩、滑石、茯苓皮清湿中之热，蔻仁、猪苓宣湿邪之正，再加腹皮、通草，共成宣气利小便之功，气化则湿化，小便利则火腑通而热自清矣。眉作者于湿病，反复详尽，多前人所未及，较之温热，尤为枕中鸿宝也。

黄芩滑石汤方（苦辛寒法）

黄芩三钱　滑石三钱　茯苓皮三钱　大腹皮二钱　白蔻仁一钱　通草一钱　猪苓三钱

水六杯，煮取二杯，渣再煮一杯，分温三服。

六十四、阳明湿温，呕而不渴者，小半夏加茯苓汤主之；呕甚而痞者，半夏泻心汤去人参、干姜、大枣、甘草加枳实、生姜主之。

呕而不渴者，饮多热少也，故主以小半夏加茯苓，逐其饮而呕自止。呕而兼痞，热邪内陷，与饮相搏，有固结不通之患，故以半夏泻心去参、姜、甘、枣之补中，加枳实、生姜之宣胃也。

小半夏加茯苓汤

半夏六钱　茯苓六钱　生姜四钱

水五杯，煮取二杯，分二次服。

半夏泻心汤去人参干姜甘草大枣加枳实生姜方

半夏六钱　黄连二钱　黄芩三钱　枳实三钱　生姜三钱

水八杯，煮取三杯，分三次服；虚者，复纳人参、大枣。

〔徵〕湿之为病，其来也渐，其去也迟，譬若小人之易进而难退也。湿温之痞，与湿寒异。湿寒之痞，兼有食积；湿热之痞，热陷邪留，故呕而兼痞也。水气上逆则呕，水停膈间则痞，上干于头则眩，中凌于心则悸。方目本文，字字俱有斟酌，难为粗心者道。

六十五、湿聚热蒸，蕴于经络，寒战热炽，骨骱烦疼，舌色灰滞，面目痿黄，病名湿痹，宣痹汤主之。

经谓：风寒湿三者合而为痹。《金匮》谓：经热则痹。盖《金匮》诚补《内经》之不足。痹之因于寒者固多，痹之兼乎热者亦复不少。合参二经原文，细验于临证之时，自有权衡。本论因载湿温而类及热痹，见湿温门中，原有痹证，不及备载痹证之全，学者欲求全豹，当于《内经》《金匮》、喻氏、叶氏以及宋元诸名家合而参之自得。大抵不越寒热两条、虚实异治。寒痹势重而治反易，热痹势缓而治反难；实者单病躯壳易治，虚者兼病脏腑，夹痰饮腹满等证，则难治矣。犹之伤寒两感也。此条以舌灰目黄，知其为湿中生热；寒战热炽，知其在经络；骨骱疼痛，知其为痹证。若泛用治湿之药，而不知循经入络，则罔效矣。故以防己急走经络之湿，杏仁开肺气之先，连翘清气分之湿热，赤豆清血分之湿热，滑石利窍而清热中之湿，山栀肃肺而泻湿中之热，薏苡淡渗而主挛痹，半夏辛平而主寒热，蚕沙化浊道中清气。痛甚加片子姜黄、海桐皮者，所以宣络而止痛也。

宣痹汤方（苦辛通法）

防己五钱　杏仁五钱　滑石五钱　连翘三钱　山栀三钱　薏苡五钱　半夏三钱，醋炒　晚蚕沙三钱　赤小豆皮三钱（赤小豆乃五谷中之赤小豆，

味酸肉赤，凉水浸取皮用，非药肆中之赤小豆。药肆中
之赤豆乃广中野豆，赤皮蒂黑肉黄，不入药者也。）

水八杯，煮取三杯，分温三服。痛甚，加片
子姜黄二钱，海桐皮三钱。

六十六、湿郁经脉，身热身痛，汗多自利，
胸腹白疹，内外合邪。纯辛走表，纯苦清热，皆
在所忌，辛凉淡法，薏苡竹叶散主之。

上条但痹在经络，此则脏腑亦有邪矣，故又
立一法。汗多则表阳开，身痛则表邪郁，表阳开
而不解表邪，其为风湿无疑。盖汗之解者，寒邪
也。风为阳邪，尚不能以汗解，况湿为重浊之阴
邪，故虽有汗不解也。学者于有汗不解之证，当
识其非风则湿，或为风湿相搏也。自利者，小便
必短。白疹者，风湿郁于孙络毛窍。此湿停热郁
之证，故主以辛凉解肌表之热，辛淡渗在里之湿，
俾表邪从气化而散，里邪从小便而驱，双解表里
之妙法也。与下条互勘自明。

薏苡竹叶散方（辛凉淡法，亦轻以去实法）

薏苡五钱　竹叶三钱　飞滑石五钱　白蔻仁一
钱五分　连翘三钱　茯苓块五钱　白通草一钱五分

共为细末，每服五钱，日三服。

六十七、风暑寒湿，杂感混淆，气不主宣，咳嗽头胀，不饥，舌白，肢体若废，杏仁薏苡汤主之。 眉 废，固病也，如聋、跛、躄、侏儒固有之类。

杂感混淆，病非一端，乃以"气不主宣"四字为扼要，故以宣气之药为君。 眉 著眼。既兼雨湿中寒邪，自当变辛凉为辛温。此条应入寒湿类中，列于此者，以其为上条之对待也。

杏仁薏苡汤（苦辛温法）

杏仁三钱 薏苡三钱 桂枝五分 生姜七分 厚朴一钱 半夏一钱五分 防己一钱五分 白蒺藜二钱

水五杯，煮三杯，渣再煮一杯，分温三服。

六十八、暑湿痹者，加减木防己汤主之。

此治痹之祖方也。风胜则引，引者（吊痛掣痛之类。或上或下，四肢游走作痛，经谓行痹是也。）加桂枝、桑叶。湿胜则肿，肿者（土曰敦阜。）加滑石、萆薢、苍术。寒胜则痛，痛者加防己、桂枝、姜黄、海桐皮。面赤、口涎自出者，（《灵枢》谓：胃热则廉泉开。）重加石膏、知母。绝无汗者，加羌活、苍术，汗多者加黄芪、炙甘草。兼痰饮者，加半夏、厚朴、广皮。因不能备载全文，故以祖方加减如此，聊示门径而已。眉痹证总以为宣气为主，郁则痹，宣则通也。以此条加减及上数条参之，思过半矣。

加减木防己汤（辛温辛凉复法）

防己六钱　桂枝三钱　石膏六钱　杏仁四钱　滑石四钱　白通草二钱　薏仁三钱

水八杯，煮取三杯，分温三服。见小效不即退者，加重服，日三夜一。

汪按痹证有周、行、著之分，其原有风、寒、湿、热之异。奈古方多以寒湿论治，且多杂用风药，不知湿家忌汗，圣训昭然，寒湿固有，热湿尤多，误用辛温，其害立见。再外感初伤气分，惟贵宣通，误认虚证，投柔腻补药，其祸尤酷。学者细考本文，可得治热痹之梗概矣。

六十九、湿热不解，久酿成疸，古有成法，不及备载，聊列数则，以备规矩。（下疟痢等证仿此。）

本论之作，原补前人之未备，已有成法可循者，安能尽录。因横列四时杂感，不能不列湿温，连类而及，又不能不列黄疸、疟、痢，不过略标法则而已。按湿温门中，其证最多，其方最伙；盖土居中位，秽浊所归，四方皆至，悉可兼证，故错综参伍，无穷极也。即以黄疸一证而言，《金匮》有辨证三十五条，出治一十二方。先审黄之必发不发，在于小便之利与不利；疸之易治难治，在于口之渴与不渴。再察瘀热入胃之因，或因外并，或因内发，或因食谷，或因醑酒，或因劳色，有随经蓄血，入水黄汗；上盛者一身尽热，下郁者小便为难。又有表虚里虚，热除作哕，火劫致黄。知病有不一之因，故治有不紊之法。于是脉弦胁痛，少阳未罢，仍主以和；渴饮水浆，阳明化燥，急当泻热；湿在上，以辛散，以风胜；湿在下，以苦泄，以淡渗；如狂蓄血，势所必攻；汗后溺白，自宜投补；酒客多蕴热，先用清中，加之分利，后必顾其脾阳；女劳有秽浊，始以解毒，继以滑窍，终当峻补真阴；表虚者实卫，里虚者建中；入水火劫，以及治逆变证，各立方论，以为后学津梁。至寒湿在里之治，阳明篇中惟见一则，不出方论，指人以寒湿中求之。盖脾本畏木而喜风燥，制水而恶寒湿。今阴黄一证，寒湿相搏，譬如卑监之土，须暴风日之阳，纯阴之病，疗以辛热无疑，方虽不出，法已显然。奈丹溪云：不必分五疸，总是如盦酱相似。以为得治黄之扼要，殊不知以之治阳黄，犹嫌其混，以之治阴黄，恶乎可哉！喻嘉言于阴黄一证，意谓仲景方论亡失，恍若无所循从。惟罗谦甫具有卓识，力辨阴阳，遵仲景寒湿之旨，出茵陈四逆汤之治。瑭于阴黄一证，究心有年，悉用罗氏法化裁之，无不应手取效。间有始即寒湿，从太阳寒水之化，继因其人阳气尚未十分衰败，得燥热药数帖，阳明转燥金之化而为阳证者，即从阳黄例治之。

七十、夏秋疸病，湿热气蒸，外干时令，内蕴水谷，必以宣通气分为要，失治则为肿胀。由黄疸而肿胀者，苦辛淡法，二金汤主之。

此揭疸病之由与治疸之法，失治之变，又因变制方之法也。

二金汤方（苦辛淡法）

鸡内金五钱　海金沙五钱　厚朴三钱　大腹皮三钱　猪苓三钱　白通草二钱

水八杯，煮取三杯，分三次温服。

七十一、诸黄疸小便短者，茵陈五苓散主之。

沈氏目南云：此黄疸气分实证通治之方也。胃为水谷之海，荣卫之源，风入胃家气分，风湿相蒸，是为阳黄；湿热流于膀胱，气郁不化，则小便不利。当用五苓散宣通表里之邪，茵陈开郁而清湿热。

茵陈五苓散（五苓散方见前。五苓散系苦辛温法，今茵陈倍五苓，乃苦辛微寒法。）

茵陈末一钱　五苓散五分

共为细末，和匀，每服三钱，日三服。

《金匮》方不及备载，当于本书研究，独采此方者，以其为实证通治之方，备外风内湿一则也。

七十二、黄疸脉沉，中痞恶心，便结溺赤，病属三焦里证，杏仁石膏汤主之。

前条两解表里，此条统治三焦，有一纵一横之义。杏仁、石膏开上焦，姜、半开中焦，枳实则由中驱下矣，山栀通行三焦，黄柏直清下焦。凡通宣三焦之方，皆扼重上焦，以上焦为病之始入，且为气化之先，虽通宣三焦之方，而汤则名杏仁石膏也。眉金针尽度，经所谓治节出焉。

杏仁石膏汤方（苦辛寒法）

杏仁五钱　石膏八钱　半夏五钱　山栀三钱　黄柏三钱　枳实汁每次三茶匙，冲　姜汁每次三茶匙，冲

水八杯，煮取三杯，分三次温服。

七十三、素积劳倦，再感湿温，误用发表，身面俱黄，不饥溺赤，连翘赤豆饮煎送保和丸。

前第七十条，由黄而变他病，此则由他病而变黄，亦遥相对待。证系两感，故方用连翘赤豆饮以解其外，保和丸以和其中，俾湿温、劳倦、治逆，一齐解散矣。保和丸苦温而运脾阳，行在里之湿；陈皮、连翘由中达外，其行湿固然矣。兼治劳倦者何？经云：劳者温之。盖人身之动作云为，皆赖阳气为之主张，积劳伤阳。劳倦者，因劳而倦也。倦者，四肢倦怠也。脾主四肢，脾阳伤，则四肢倦而无力也。再肺属金而主气，气者，阳也；脾属土而生金，阳气虽分内外，其实特一气之转输耳。劳虽自外而来，外阳既伤，则中阳不能独运。中阳不运，是人之赖食湿以生者，

反为食湿所困，脾既困于食湿，安能不失牝马之贞而上承乾健乎！古人善治劳者，前则有仲景，后则有东垣，皆从此处得手。奈之何后世医者，但云劳病，辄用补阴，非惑于丹溪一家之说哉！本论原为外感而设，并不及内伤，兹特因两感而略言之。

连翘赤豆饮方（苦辛微寒法）

连翘二钱　山栀一钱　通草一钱　赤豆二钱　花粉一钱　香豆豉一钱

煎送保和丸三钱。

保和丸方（苦辛温平法）

山楂　神曲　茯苓　陈皮　卜子　连翘　半夏

七十四、湿甚为热，疟邪痞结心下，舌白口渴，烦躁自利，初身痛，继则心下亦痛，泻心汤主之。

此疟邪结心下气分之方也。

泻心汤（方法见前）

七十五、疮家湿疟，忌用发散，苍术白虎汤加草果主之。

《金匮》谓疮家忌汗，发汗则病痉。盖以疮者血脉间病，心主血脉，血脉必虚而热，然后成疮；

既成疮以后，疮脓又系血液所化，汗为心液，由血脉而达毛窍，再发汗以伤其心液，不痉何待？故以白虎辛凉重剂，清阳明之热湿，由肺卫而出；加苍术、草果，温散脾中重滞之寒湿，亦由肺卫而出。阳明阳土，清以石膏、知母之辛凉；太阴阴土，温以苍术、草果之苦温。适合其脏腑之宜，矫其一偏之性而已。

苍术白虎汤加草果方（辛凉复苦温法）

即前白虎汤内加苍术、草果。

七十六、背寒，胸中痞结，疟来日晏，邪渐入阴，草果知母汤主之。

此素积烦劳，未病先虚，故伏邪不肯解散，正阳馁弱，邪热固结。是以草果温太阴独胜之寒，知母泻阳明独胜之热，厚朴佐草果泻中焦之湿蕴，合姜、半而开痞结，花粉佐知母而生津退热；脾胃兼病，最畏木克，乌梅、黄芩清热而和肝；疟来日晏，邪欲入阴，其所以升之使出者，全赖草果。（俗以乌梅、五味等酸敛，是知其一，莫知其他也。酸味兼厥阴之气，居五味之首，与辛味合用，开发阳气最速，观小青龙汤自知。）

草果知母汤方（苦辛寒兼酸法）

草果一钱五分　知母二钱　半夏三钱　厚朴二钱　黄芩一钱五分　乌梅一钱五分　花粉一钱五分　姜汁五匙，冲

水五杯，煮取二杯，分二次温服。

按此方即吴又可之达原饮去槟榔，加半夏、乌梅、姜汁。治中焦热结阳陷之证，最为合拍；吴氏乃以治不兼湿邪之温疫初起，其谬甚矣。

再按前贤制方，与集书者选方，不过示学者知法度，为学者立模范而已，未能预测后来之病证，其变幻若何，其兼证若何，其年岁又若何。所谓大匠诲人，能与人规矩，不能使人巧。至于奇巧绝伦之处，不能传，亦不可传，可遇而不可求，可暂而不可常者也。学者当心领神会，先务识其所以然之故，而后增减古方之药品分量，宜重宜轻，宜多宜寡，自有准的。所谓神而明之，存乎其人！（举一反三，全书当如此观。）

七十七、疟伤胃阳，气逆不降，热劫胃液，不饥不饱，不食不便，渴不欲饮，味变酸浊，加减人参泻心汤主之。

此虽阳气受伤，阴汁被劫，恰偏于阳伤为多。故救阳立胃基之药四，存阴泻邪热之药二。喻氏所谓变胃而不受胃变之法也。

加减人参泻心汤（苦辛温复咸寒法）

人参二钱　黄连一钱五分　枳实一钱　干姜一钱五分　生姜二钱　牡蛎二钱

水五杯，煮取二杯，分二次温服。

按大辛大温与大苦大寒合方，乃厥阴经之定例。眉名论。盖别脏之与腑，皆分为二，或上下，或左右，不过经络贯通，臆膜相连耳；惟肝之与胆，合而为一，胆即居于肝之内，肝动则胆亦动，胆动而肝即随。肝宜温，胆宜凉，仲景乌梅丸、泻心汤，立万世法程矣；于小柴胡，先露其端。此证疟邪扰胃，致令胃气上逆，而亦用此辛温寒苦合法者何？盖胃之为腑，体阳而用阴，本系下降，无上升之理；其呕吐哕瘄，有时上逆，升者，胃气，所以使胃气上升者，非胃气也，肝与胆也，故古人以呕为肝病，今人则以为胃病已耳。

汪古人云：肝为刚脏，能受柔药；胃为柔脏，能受刚药。故胃阳伤者，可与刚中之柔，不可与柔中之刚。

又云：治肝不效，每以胃药收功，盖土衰木必乘之，扶阳明所以制厥阴也。再考厥阴为阴阳交际之处，贞下起元，内藏相火，故用寒必复热，用热必复寒，仲景茱萸、四逆、当归四逆不用纯阳，乌梅、泻心阴阳并用，为此也。（先贤于内伤肾肝阴中之阳者，用羊肉、鹿茸等血肉之品，不用姜、附，及温肾必助凉肝，皆此义。）至胃为中土，伤阳则为卑监，当用刚远柔；伤阴则为燥亢，当用柔远刚；阳衰者少佐宣畅。权衡在手，斯临证无差矣。

七十八、疟伤胃阴，不饥不饱，不便，潮热，得食则烦热愈加，津液不复者，麦冬麻仁汤主之。

暑湿伤风，疟邪伤阴，故见证如是。此条与上条不饥不饱不便相同。上条以气逆味酸不食辨阳伤，此条以潮热得食则烦热愈加定阴伤也。阴伤既定，复胃阴者莫若甘寒，复酸味者，酸甘化阴也。两条胃病，皆有不便者何？九窍不和，皆属胃病也。

麦冬麻仁汤方（酸甘化阴法）

麦冬五钱，连心　火麻仁四钱　生白芍四钱　何首乌三钱　乌梅肉二钱　知母二钱水八杯，煮取三杯，分三次温服。

七十九、太阴脾疟，寒起四末，不渴多呕，热聚心胸，黄连白芍汤主之；烦躁甚者，可另服牛黄丸一丸。

脾主四肢，寒起四末而不渴，故知其为脾疟也。热聚心胸而多呕，中土病而肝木来乘，故方以两和肝胃为主。此偏于热甚，故清热之品重，而以芍药收脾阴也。

黄连白芍汤方（苦辛寒法）

黄连二钱　黄芩二钱　半夏三钱　枳实一钱五分　白芍三钱　姜汁五匙，冲

水八杯，煮取三杯，分三次温服。

八十、太阴脾疟，脉濡，寒热，疟来日迟，腹微满，四肢不暖，露姜饮主之。

此偏于太阴虚寒，故以甘温补正。其退邪之妙，全在用露，清肃能清邪热，甘润不伤正阴，又得气化之妙谛。

露姜饮方（甘温复甘凉法）

人参一钱　生姜一钱

水二杯半，煮成一杯，露一宿，重汤温服。

八十一、太阴脾疟，脉弦而缓，寒战，甚则呕吐噫气，腹鸣溏泄。苦辛寒法不中与也；苦辛温法，加味露姜饮主之。

上条纯是太阴虚寒。此条邪气更甚，脉兼弦，则土中有木矣，故加温燥泄木退邪。

加味露姜饮方（苦辛温法）

人参一钱　半夏二钱　草果一钱　生姜二钱　广皮一钱　青皮一钱，醋炒

水二杯半，煮成一杯，滴荷叶露三匙，温服，渣再煮一杯服。

八十二、中焦疟，寒热久不止，气虚留邪，补中益气汤主之。

留邪以气虚之故，自以升阳益气立法。

补中益气汤方

炙黄芪一钱五分　人参一钱　炙甘草一钱　白术一钱，炒　广皮五分　当归五分　升麻三分，炙　柴胡三分，炙　生姜三片　大枣二枚，去核

水五杯，煮取二杯，渣再煮一杯，分温三服。

八十三、脉左弦，暮热早凉，汗解渴饮，少阳疟偏于热重者，青蒿鳖甲汤主之。

少阳切近三阴，立法以一面领邪外出，一面防邪内入为要领。小柴胡汤以柴胡领邪，以人参、大枣、甘草护正；以柴胡清表热，以黄芩、甘草苦甘清里热；半夏、生姜两和肝胃，蠲内饮，宣胃阳，降胃阴，疏肝；用生姜、大枣调和营卫。使表者不争，里者内安，清者清，补者补，升者升，降者降，平者平，故曰和也。青蒿鳖甲汤用小柴胡法而小变之，却不用小柴胡之药者，小柴胡原为伤寒立方，疟缘于暑湿，其受邪之源本自不同，故必变通其药味以同在少阳一经，故不能离其法。青蒿鳖甲汤以青蒿领邪，青蒿较柴胡力软，且芳香逐秽，开络之功则较柴胡有独胜。寒邪伤阳，柴胡汤中之人参、甘草、生姜，皆护阳者也；暑热伤阴，故改用鳖甲护阴，鳖甲乃蠕动之物，且能入阴络搜邪。柴胡汤以胁痛、干呕为饮邪所致，故以姜、半通阳降阴而清饮邪；青蒿鳖甲汤以邪热伤阴，则用知母、花粉以清邪热而止渴，丹皮清少阳血分，桑叶清少阳络中气分。宗古法而变古方者，以邪之偏寒偏热不同也。此叶氏之读古书、善用古方，岂他人之死于句下者所可同日语哉!

青蒿鳖甲汤方（苦辛咸寒法）

青蒿三钱　知母二钱　桑叶二钱　鳖甲五钱　丹皮二钱　花粉二钱

水五杯，煮取二杯，疟来前，分二次温服。

八十四、少阳疟如伤寒证者，小柴胡汤主之。渴甚者，去半夏，加瓜蒌根；脉弦迟者，小柴胡加干姜陈皮汤主之。

少阳疟如伤寒少阳证，乃偏于寒重而热轻，故仍从小柴胡法。若内躁渴甚，则去半夏之燥，加瓜蒌根生津止渴。脉弦迟则寒更重矣，《金匮》谓脉弦迟者当温之，故于小柴胡汤内，加干姜、陈皮温中，且能由中达外，使中阳得伸，逐邪外出也。眉疟症数条，皆于偏于寒热阴阳处着眼。

小柴胡汤方（苦辛甘温法）

柴胡三钱　黄芩一钱五分　半夏二钱　人参一钱　炙甘草一钱五分　生姜三片　大枣二枚，去核

水五杯，煮取二杯，分二次温服。加减如《伤寒论》中法。渴甚者，去半夏，加瓜蒌根三钱。

小柴胡加干姜陈皮汤方（苦辛温法）

即于小柴胡汤内，加干姜二钱，陈皮二钱。

水八杯，煮取三杯，分三次温服。

八十五、舌白脘闷，寒起四末，渴喜热饮，湿蕴之故，名曰湿疟，厚朴草果汤主之。

此热少湿多之证。舌白脘闷，皆湿为之也。寒起四末，湿郁脾阳，脾主四肢，故寒起于此。渴，热也，当喜凉饮，而反喜热饮者，湿为阴邪，弥漫于中，喜热以开之也。故方法以苦辛通降，纯用温开，而不必苦寒也。

厚朴草果汤方（苦辛温法）

厚朴一钱五分　杏仁一钱五分　草果一钱　半夏二钱　茯苓块三钱　广皮一钱

水五杯，煮取二杯，分二次温服。

按中焦之疟，脾胃正当其冲。偏于热者，胃受之，法则偏于救胃；偏于湿者，脾受之，法则偏于救脾。胃，阳腑也，救胃必用甘寒、苦寒；脾，阴脏也，救脾必用甘温、苦辛。两平者，两救之。本论列疟证，寥寥数则，略备大纲，不能遍载。然于此数条反复对勘，彼此互印，再从上焦篇究来路，下焦篇阅归路，其规矩准绳，亦可知其大略矣。

八十六、湿温内蕴，夹杂饮食停滞，气不得运，血不得行，遂成滞下，俗名痢疾，古称重症，以其深入脏腑也。初起腹痛胀者易治，日久不痛并不胀者难治。眉批扼要。脉小弱者易治，脉实大数者难治。老年久衰，实大、小弱并难治，脉调和者易治。日数十行者易治，一二行，或有或无者难治。面色、便色鲜明者易治，秽暗者难治。噤口痢属实者尚可治，属虚者难治。先滞（俗所谓痢疾）后利（俗谓之泄泻）者易治，先利后滞者难治。先滞后疟者易治，先疟后滞者难治。本年新受者易治，上年伏暑，酒客积热，老年阳虚积湿者难治。季胁少腹无动气疝瘕者易治，有者难治。

此痢疾之大纲。虽罗列难治易治十数条，总不出邪机向外者易治，深入脏络者难治也。谚云：饿不死的伤寒，臌不死的痢疾。时人解云：凡病伤寒者，当禁其食，令病者饿，则不至与外邪相搏而死也。痢疾日下数十行，下者既多，肠胃空虚，必令病者多食，则不至肠胃尽空而死也。不知此二语，乃古之贤医金针度人处，后人不审病情，不识句读，以致妄解耳。按《内经》热病禁食，在少愈之际，不在受病之初。仲景《伤寒论》中，现有食粥却病之条，但不可食重浊肥腻耳。痢疾，暑湿夹饮食内伤，邪非一端，肠胃均受其殃，古人每云淡薄滋味，如何可以恣食，与邪气团成一片，病久不解耶！吾见痢疾不戒口腹而死者，不可胜数。盖此二语，"饿"字、"膜"字，皆自为一句。谓患伤寒之人，尚知饿而思食，是不死之证；其死者医杀之也。盖伤寒暴发之病，自外而来，若伤卫而未及于营，病人知饿，病机尚浅，医者助胃气、捍外侮则愈，故云不死，若不饿则重矣。仲景谓风病能食，寒病不能食是也。痢疾久伏之邪，由内下注，若脏气有余，不肯容留邪气，彼此互争则膜，邪机向外，医者顺水推舟则愈，故云不死；若脏气已虚，纯逊邪气，则不膜而寇深矣。

汪疟、痢二证，若不能薄滋味，药虽对证亦不能效，其愈后坚壁清野之法，与伤寒、温病相同。但疟疾至正气大衰之时，胃虚不能胜邪，俗人仍令禁食，亦大谬也。丹溪《格致余论》俗言无饱死痢一条，可参看。

八十七、自利不爽，欲作滞下，腹中拘急，小便短者，四苓合芩芍汤主之。

既自利（俗谓泄泻）矣，理当快利，而又不爽者何？盖湿中藏热，气为湿热郁伤，而不得畅遂其本性，故滞。脏腑之中，全赖此一气之转输，气既滞矣，焉有不欲作滞下之理乎！曰欲作，作而未遂也。拘急，不爽之象，积滞之情状也。小便短者，湿注大肠，阑门（小肠之末，大肠之始）不分水，膀胱不渗湿也。故以四苓散分阑门，通膀胱，开支河，使邪不直注大肠；合芩芍法宣气分，清积滞，预夺其滞下之路也。此乃初起之方，久痢阴伤，不可分利，故方后云：久痢不在用之。

按浙人倪涵初，作疟痢三方，于痢疾条下，先立禁汗、禁分利、禁大下、禁温补之法，是诚见世之妄医者，误汗、误下、误分利、误温补，以致沉疴不起，痛心疾首而有是作也。然一概禁之，未免因噎废食；且其三方，亦何能包括痢门诸证。是安于小成，而不深究大体也。瑭勤求古训，静与心谋，以为可汗则汗，可下则下，可清则清，可补则补，一视其证之所现，而不可先有成见也。至于误之一字，医者时刻留心，犹恐思虑不及，学术不到，岂可谬于见闻而不加察哉！

四苓合芩芍汤方（苦辛寒法）

苍术二钱　猪苓二钱　茯苓二钱　泽泻二钱　白芍二钱　黄芩二钱　广皮一钱五分　厚朴二钱　木香一钱

水五杯，煮取二杯，分二次温服，久痢不在用之。

八十八、暑湿风寒杂感，寒热迭作，表证正盛，里证复急，腹不和而滞下者，活人败毒散主之。

此证乃内伤水谷之酿湿，外受时令之风湿，中气本自不足之人，又气为湿伤，内外俱急。立方之法，以人参为君，坐镇中州，为督战之帅；以二活、二胡合芎藭，从半表半里之际，领邪出外，喻氏所谓逆流挽舟者此也；以枳壳宣中焦之气，茯苓渗中焦之湿，以桔梗开肺与大肠之痹，甘草和合诸药，乃陷者举之之法，不治痢而治致痢之源。痢之初起，憎寒壮热者，非此不可也；

若云统治伤寒、温疫、瘴气则不可。凡病各有所因，岂一方之所得而统之也哉！此方在风湿门中，用处甚多，若湿不兼风而兼热者，即不合拍，奚况温热门乎！世医用此方治温病，已非一日，吾只见其害，未见其利也。

活人败毒散（辛甘温法）

羌活　独活　茯苓　川芎　枳壳　柴胡　人参　前胡　桔梗以上各一两　甘草五钱

共为细末，每服二钱，水一杯，生姜三片，煎至七分，顿服之。眉每服二钱，是每味仅二分耳。陷者举之即止，并非犯下利不可发汗之大戒也。后人每味辄用钱许，并去人参，何其谬哉。热毒冲胃噤口者，本方加陈仓米各等分，名仓廪散。服法如前，加一倍。噤口属虚者勿用之。

汪噤口有虚实之分，此方虚者固不可用，即实证亦惟表证重者当用。若中焦湿热壅滞，当用丹溪人参黄连法；虚者当于理中等法求之。

八十九、滞下已成，腹胀痛，加减芩芍汤主之。

此滞下初成之实证，一以疏利肠间湿热为主。

加减芩芍汤方（苦辛寒法）

白芍三钱　黄芩二钱　黄连一钱五分　厚朴二
钱　木香一钱，煨　广皮二钱

水八杯，煮取三杯，分三次温服。忌油腻、
生冷。

加减法：肛坠者，加槟榔二钱。腹痛甚欲便，
便后痛减，再痛再便者，白滞加附子一钱五分，
酒炒大黄三钱；红滞加肉桂一钱五分，酒炒大黄
三钱，通爽后即止，不可频下。如积未净，当减
其制。红积加归尾一钱五分，红花一钱，桃仁二
钱。舌浊脉实有食积者，加楂肉一钱五分，神曲
二钱，枳壳一钱五分。湿重者，目黄舌白不渴，
加茵陈三钱，白通草一钱，滑石一钱。

**九十、滞下，湿热内蕴，中焦痞结，神识昏
乱，泻心汤主之。**

滞下由于湿热内蕴，以致中痞。但以泻心治
痞结之所由来，而滞自止矣。

泻心汤（方法并见前）

**九十一、滞下红白，舌色灰黄，渴不多饮，
小溲不利，滑石藿香汤主之。**

此暑湿内伏，三焦气机阻窒，故不肯见积治积，乃以辛淡渗湿宣气，芳香利窍，治所以致积之因，庶积滞不期愈而自愈矣。

滑石藿香汤方（辛淡合芳香法）

飞滑石三钱 白通草一钱 猪苓二钱 茯苓皮三钱 藿香梗二钱 厚朴二钱 白蔻仁一钱 广皮一钱

水五杯，煮取二杯，分二次服。

九十二、湿温下利，脱肛，五苓散加寒水石主之。

此急开支河，俾湿去而利自止。

五苓散加寒水石方（辛温淡复寒法）

即于五苓散内加寒水石三钱，如服五苓散法，久痢不在用之。

九十三、久痢阳明不阖，人参石脂汤主之。

九窍不和，皆属胃病。久痢胃虚，虚则寒，胃气下溜，故以堵截阳明为法。

人参石脂汤方（辛甘温合涩法，即桃花汤之变法也）

人参三钱 赤石脂三钱，细末 炮姜二钱 白

粳米一合，炒

水五杯，先煮人参、白米、炮姜，令浓，得二杯，后调石脂细末，和匀，分二次服。

九十四、自利腹满，小便清长，脉濡而小，病在太阴，法当温脏，勿事通腑，加减附子理中汤主之。

此偏于湿合脏阴无热之证，故以附子理中汤，去甘守之人参、甘草，加通运之茯苓、厚朴。

加减附子理中汤方（苦辛温法）

白术三钱　附子二钱　干姜二钱　茯苓三钱　厚朴二钱

水五杯，煮取二杯，分二次温服。

汪理中不独湿困太阴宜用，每见夏日伤冰水瓜果，立时发痢者，止有寒湿，并无热证，小儿尤多此证，小便亦或短赤，不可拘泥，宜用理中，甚则加附子。瓜果积，加丁香、草果；下利滞涩者，加当归；其有误用克伐者，则人参又当倍用矣；上焦有暑湿或呕者，反佐姜、连少许。

九十五、自利不渴者属太阴，甚则哕（俗名呃忒），**冲气逆，急救土败，附子粳米汤主之。**

此条较上条更危，上条阴湿与脏阴相合，而脏之真阳未败。此则脏阳结而邪阴与脏阴毫无忌惮，故上条犹系通补，此则纯用守补也。扶阳抑阴之大法如此。

附子粳米汤方（苦辛热法）

人参三钱　附子二钱　炙甘草二钱　粳米一合　干姜二钱

水五杯，煮取二杯，渣再煮一杯，分三次温服。

九十六、疟邪热气，内陷变痢，久延时日，脾胃气衰，面浮腹膨，里急肛坠，中虚伏邪，加减小柴胡汤主之。

疟邪在经者多，较之痢邪在脏腑者浅，痢则深于疟矣。内陷云者，由浅入深也。眉以上数条，俱于虚实浅深字著眼。治之之法，不出喻氏逆流挽舟之议，盖陷而入者，仍提而使之出也。故以柴胡由下而上，入深出浅，合黄芩两和阴阳之邪，以人参合谷芽宣补胃阳，丹皮、归、芍内护三阴，谷芽推气分之滞，山楂推血分之滞。谷芽升气分，故推谷滞；山楂降血分，故推肉滞也。

加减小柴胡汤（苦辛温法）

柴胡三钱　黄芩二钱　人参一钱　丹皮一钱　白芍二钱，炒　当归一钱五分，土炒　谷芽一钱五分　山楂一钱五分，炒

水八杯，煮取三杯，分三次温服。

九十七、春温内陷下痢，最易厥脱，加减黄连阿胶汤主之。

春温内陷，其为热多湿少明矣。热必伤阴，故立法以救阴为主。救阴之法，岂能出育阴、坚阴两法外哉！此黄连之坚阴，阿胶之育阴，所以合而为名汤也。从黄连者黄芩，从阿胶者生地、白芍也，炙草则统甘苦而并和之。此下三条，应列下焦，以与诸内陷并观，故列于此。

加减黄连阿胶汤（甘寒苦寒合化阴气法）

黄连三钱　阿胶三钱　黄芩二钱　炒生地四钱　生白芍五钱　炙甘草一钱五分

水八杯，煮取三杯，分三次温服。

九十八、气虚下陷，门户不藏，加减补中益气汤主之。

此邪少虚多，偏于气分之证，故以升补为主。

加减补中益气汤（甘温法）

人参二钱　黄芪二钱　广皮一钱　炙甘草一钱　归身二钱　炒白芍三钱　防风五分　升麻三分

水八杯，煮取三杯，分三次温服。

九十九、内虚下陷，热利下重，腹痛，脉左小右大，加味白头翁汤主之。

此内虚湿热下陷，将成滞下之方。仲景厥阴篇谓：热利下重者，白头翁汤主之。按热注下焦，设不差，必圊脓血。脉右大者，邪从上中而来；左小者，下焦受邪，坚结不散之象。故以白头翁无风而摇者，禀甲乙之气，透发下陷之邪，使之上出。又能有风而静，禀庚辛之气，清能除热，燥能除湿，湿热之积滞去而腹痛自止。秦皮得水木相生之气，色碧而气味苦寒，所以能清肝热。黄连得少阴水精，能清肠澼之热。黄柏得水土之精，渗湿而清热。加黄芩、白芍者，内陷之证，由上而中而下；且右手脉大，上中尚有余邪。故以黄芩清肠胃之热，兼清肌表之热。黄连、黄柏但走中下，黄芩则走中上，盖黄芩手足阳明、手太阴药也。白芍去恶血，生新血，且能调血中之气也。按仲景太阳篇有表证未罢，误下而成协热下利之证，心下痞硬之寒证，则用桂枝人参汤；脉促之热证，则用葛根黄连黄芩汤，与此不同。

加味白头翁汤（苦寒法）

白头翁三钱　秦皮二钱　黄连二钱　黄柏二钱　白芍二钱　黄芩三钱

水八杯，煮取三杯，分三次服。

汪治痢之法，非通则涩，扼要在有邪无邪，阴阳气血浅深，久暂虚实之间，稍误即危，不可不慎也。又痢俱兼湿，例禁柔腻（温邪下痢者非）。其有久痢阴虚，当摄纳阴液，或阴中阳虚，应用理阴煎等法者，属下焦。

徵滞下、自利诸条，俱系下焦篇证，似不应列入中焦。要知致病之由，则自中焦而起，所以《金匮》方中只有黄芩汤，以治太阳少阳两经合病之下利，遂开万世治利之门。经云：治病必求其本，此之谓也。

秋　燥

一百、燥伤胃阴，五汁饮主之，玉竹麦门冬

汤亦主之。

五汁饮（方法并见前）

玉竹麦门冬汤（甘寒法）

玉竹三钱　麦冬三钱　沙参二钱　生甘草一钱

水五杯，煮取二杯，分二次服。土虚者，加生扁豆。气虚者，加人参。

一百一、胃液干燥，外感已净者，牛乳饮主之。

此以津血填津血法也。

牛乳饮（甘寒法）

牛乳一杯

重汤炖熟，顿服之；甚者，日再服。

一百二、燥证气血两燔者，玉女煎主之。

玉女煎方（见上焦篇）

汪 燥证路径无多，故方法甚简。始用辛凉，继用甘凉，与温热相似。但温热传至中焦，间有当用寒苦者，燥证则惟喜柔润，最忌苦燥，断无用之之理矣。其有湿未退而燥已起，及上燥下湿、下燥上湿者，俱见湿门。

卷三　下焦篇

风温　温热　温疫　温毒　冬温

一、风温、温热、温疫、温毒、冬温，邪在阳明久羁，或已下，或未下，身热面赤，口干舌燥，甚则齿黑唇裂，脉沉实者，仍可下之；脉虚大，手足心热甚于手足背者，加减复脉汤主之。

温邪久羁中焦，阳明阳土，未有不克少阴癸水者，或已下而阴伤，或未下而阴竭。若实证居多，正气未至溃败，脉来沉实有力，尚可假手于一下，即《伤寒论》中急下以存津液之谓。若中无结粪，邪热少而虚热多，其人脉必虚，手足心主里，其热必甚于手足背之主表也。若再下其热，是竭其津而速之死也。故以复脉汤复其津液，阴复则阳留，庶可不至于死也。去参、桂、姜、枣之补阳，加白芍收三阴之阴，故云加减复脉汤。在仲景当日，治伤于寒者之结代，自有取于参、

桂、姜、枣，复脉中之阳；今治伤于温者之阳亢
阴竭，不得再补其阳也。用古法而不拘用古方，
医者之化裁也。

二、温病误表，津液被劫，心中震震，舌强
神昏，宜复脉法复其津液，舌上津回则生；汗自
出，中无所主者，救逆汤主之。

误表动阳，心气伤则心震，心液伤则舌蹇，
故宜复脉复其津液也。若伤之太甚，阴阳有脱离
之象，复脉亦不胜任，则非救逆不可。

三、温病耳聋，病系少阴，与柴胡汤者必死，
六七日以后，宜复脉辈复其精。

温病无三阳经证，却有阳明腑证（中焦篇已申
明腑证之由矣）、三阴脏证。盖脏者，藏也，藏精
者也。温病最善伤精，三阴实当其冲。如阳明结
则脾阴伤而不行，脾胃脏腑切近相连，夫累及妻，
理固然也。有急下以存津液一法。土实则水虚，
浸假而累及少阴矣，耳聋、不卧等证是也。水虚
则木强，浸假而累及厥阴矣，目闭、痉厥等证是
也。此由上及下，由阳入阴之道路，学者不可不
知。按温病耳聋，《灵》《素》称其必死，岂少阳

耳聋，竟至于死耶？经谓：肾开窍于耳，脱精者
耳聋。盖初则阳火上闭，阴精不得上承，清窍不
通，继则阳亢阴竭，若再以小柴胡汤直升少阳，
其势必至下竭上厥，不死何待！何时医悉以陶
氏《六书》统治四时一切病证，而不究心于《灵》
《素》《难经》也哉！瑭于温病六七日以外，壮火
少减，阴火内炽，耳聋者，悉以复阴得效。曰宜
复脉辈者，不过立法如此，临时对证，加减尽善，
是所望于当其任者。

**四、劳倦内伤，复感温病，六七日以外不解
者，宜复脉法。**

此两感治法也。甘能益气，凡甘皆补，故宜
复脉。服二三帖后，身不热而倦甚，仍加人参。

**五、温病已汗而不得汗，已下而热不退，
六七日以外，脉尚躁盛者，重与复脉汤。**

已与发汗而不得汗，已与通里而热不除，其
为汗下不当可知。脉尚躁盛，邪固不为药衰，正
气亦尚能与邪气分争。故须重与复脉，扶正以敌
邪，正胜则生矣。

六、温病误用升散，脉结代，甚则脉两至者，

重与复脉，虽有他证，后治之。

此留人治病法也。即仲景里急，急当救里之义。

七、汗下后，口燥咽干，神倦欲眠，舌赤苔老，与复脉汤。

在中焦下后与益胃汤，复胃中津液，以邪气未曾深入下焦。若口燥咽干，乃少阴之液无以上供，神昏欲眠，有少阴但欲寐之象，故与复脉。

八、热邪深入，或在少阴，或在厥阴，均宜复脉。

此言复脉为热邪劫阴之总司也。盖少阴藏精，厥阴必待少阴精足而后能生，二经均可主以复脉者，乙癸同源也。

加减复脉汤方（甘润存津法）

炙甘草六钱　干地黄六钱（按地黄三种用法：生地者，鲜地黄未晒干者也，可入药煮用，可取汁用，其性甘凉，上中焦用以退热存津；干地黄者，乃生地晒干，已为丙火炼过，去其寒凉之性，本草称其甘平；熟地制以酒与砂仁，九蒸九晒而成，是又以丙火、丁火合炼之也，故其性甘温。奈何今人悉以干地黄为生地，北人并不知世有生地，金谓干地黄为生地，而曰寒凉，指鹿为马，不可不辨）生白芍六钱 麦冬五钱，不去心 阿胶三钱 麻仁三钱（按柯韵伯谓：旧传麻仁者误，当系枣仁。彼从心悸动三字中看出传写之误，不为无见。今治温热有取于麻仁甘益气，润去燥，故仍从麻仁）

水八杯，煮取八分三杯，分三次服。剧者加甘草至一两，地黄、白芍八钱，麦冬七钱，日三夜一服。

救逆汤方（镇摄法）

即于加减复脉汤内去麻仁，加生龙骨四钱，生牡蛎八钱，煎如复脉法。脉虚大欲散者，加人参二钱。

九、下后大便溏甚，周十二时三四行，脉仍数者，未可与复脉汤，一甲煎主之；服一二日，大便不溏者，可与一甲复脉汤。

下后法当数日不大便，今反溏而频数，非其人真阳素虚，即下之不得其道，有亡阴之虑。若以复脉滑润，是以存阴之品，反为泻阴之用。故以牡蛎一味，单用则力大，既能存阴，又涩大便，且清在里之余热，一物而三用之。

一甲煎（咸寒兼涩法）

生牡蛎二两，碾细

水八杯，煮取三杯，分温三服。

一甲复脉汤方

即于加减复脉汤内，去麻仁，加牡蛎一两。

十、下焦温病，但大便溏者，即与一甲复脉汤。

温病深入下焦劫阴，必以救阴为急务。然救阴之药多滑润，但见大便溏，不必待日三四行，即以一甲复脉法，复阴之中，预防泄阴之弊。

十一、少阴温病，真阴欲竭，壮火复炽，心中烦，不得卧者，黄连阿胶汤主之。

按前复脉法为邪少虚多之治。其有阴既亏而实邪正盛，甘草即不合拍。心中烦，阳邪夹心阳独亢于上，心体之阴无容留之地，故烦杂无奈；不得卧，阳亢不入于阴，阴虚不受阳纳，虽欲卧得乎！此证阴阳各自为道，不相交互，去死不远，故以黄芩从黄连，外泻壮火而内坚真阴；以芍药从阿胶，内护真阴而外捍亢阳。名黄连阿胶汤者，

取一刚以御外侮，一柔以护内主之义也。其交关
变化神明不测之妙，全在一鸡子黄。前人训鸡子
黄，佥谓鸡为巽木，得心之母气，色赤入心，虚
则补母而已。理虽至当，殆未尽其妙。盖鸡子黄
有地球之象，为血肉有情，生生不已，乃奠安中
焦之圣品，有甘草之功能，而灵于甘草；其正中
有孔，故能上通心气，下达肾气，居中以达两头，
有莲子之妙用；其性和平，能使亢者不争，弱者
得振；其气焦臭，故上补心；其味甘咸，故下补
肾；再释家有地水风火之喻，此证大风一起，荡
然无余，鸡子黄镇定中焦，通彻上下，合阿胶能
预息内风之震动也。然不知人身阴阳相抱之义，
必未能识仲景用鸡子黄之妙，谨将人身阴阳生死
窳痵图形，开列于后，以便学者入道有阶也。眉不
知阴阳相抱之理，亦不知伤寒必当救阳，温病必当救阴
之妙。

阳	窳	痵			
阴	阴出于 阳则窳	阳入于 阴则痵	阳从 上脱	阴从 下脱	阴阳 交脱

黄连阿胶汤方（苦甘咸寒法）

黄连四钱　黄芩一钱　阿胶三钱　白芍一钱　鸡子黄二枚

水八杯，先煮三物，取三杯，去滓，纳胶烊尽，再纳鸡子黄，搅令相得，日三服。

徵按此《金匮》治伤寒少阴病，二三日以上，心烦不得卧之祖方也。二三日以上，寒变热之时也。少阴多寐，以传经之阳邪灼阴，故不得卧，与少阴温病确乎相合。阳亢不入于阴，阴虚不受阳纳二语，虽倡自叶氏，然亦自经文"卫气留于阳，则阳气满，不得入于阴，则阴气虚，故目不瞑"而来，可为一切不寐之总纲。他如湿痰留于胃腑不寐，《内经》则有半夏汤以通其阳，其方则以千里外之流水扬万遍，取五升，炊以苇薪，沸则纳秫米一升，半夏五合，炊至升半，去渣，饮汁一小杯，日三服，以知为度。虚烦不眠，仲祖则有酸枣仁汤以和其阴，方用枣仁二升，知母、茯苓、川芎各二两，甘草一两，以水八升，煮酸枣仁得六升，纳诸药，煮取三升，分温三服。又如胆虚不寐，《本事方》有鳖甲丸，鳖甲、枣仁、羌活、牛膝、五味、参、芪各等分，细末蜜丸桐子大，每用温酒服三四十九。痰热不眠，《集验

方》有温胆汤，橘红、半夏、茯神、甘草、枳实、竹
茹。振悸不眠，半夏、陈皮、甘草、芡实、茯苓、竹
茹。虚劳不寐，枣仁二两，碾末，同半夏二合煮糜，入
地黄汁一合，再煮，时时与服。六一散加牛黄，治烦躁
不眠。竹叶汤调服炒枣仁末，治脾虚不眠之类。余例甚
多，总不出乎安胃和中，俾阳明之气顺，则阴阳之道路
可通而已矣。

十二、夜热早凉，热退无汗，热自阴来者，青蒿鳖甲汤主之。

夜行阴分而热，日行阳分而凉，邪气深伏阴
分可知；热退无汗，邪不出表而仍归阴分，更可
知矣，故曰热自阴分而来，非上中焦之阳热也。
邪气深伏阴分，混处气血之中，不能纯用养阴，
又非壮火，更不得任用苦燥。故以鳖甲蠕动之物，
入肝经至阴之分，既能养阴，又能入络搜邪；以
青蒿芳香透络，从少阳领邪外出；细生地清阴络
之热；丹皮泻血中之伏火；知母者，知病之母也，
佐鳖甲、青蒿而成搜剔之功焉。再此方有先入后
出之妙，青蒿不能直入阴分，有鳖甲领之入也；
鳖甲不能独出阳分，有青蒿领之出也。

青蒿鳖甲汤方（辛凉合甘寒法）

青蒿二钱　鳖甲五钱　细生地四钱　知母二钱　丹皮三钱

水五杯，煮取二杯，日再服。

十三、热邪深入下焦，脉沉数，舌干齿黑，手指但觉蠕动，急防痉厥，二甲复脉汤主之。

此示人痉厥之渐也。温病七八日以后，热深不解，口中津液干涸，但觉手指掣动，即当防其痉厥，不必俟其已厥而后治也。故以复脉育阴，加入介属潜阳，使阴阳交纽，庶厥可不作也。

二甲复脉汤方（咸寒甘润法）

即于加减复脉汤内，加生牡蛎五钱，生鳖甲八钱。

十四、下焦温病，热深厥甚，脉细促，心中憺憺大动，甚则心中痛者，三甲复脉汤主之。

前二甲复脉，防痉厥之渐；即痉厥已作，亦可以二甲复脉止厥。兹又加龟板名三甲者，以心中大动，甚则痛而然也。心中动者，火以水为体，肝风鸱张，立刻有吸尽西江之势，肾水本虚，不能济肝而后发痉，既痉而水难猝补，心之本体欲失，故憺憺然而大动也。眉此心动与水停心下者相反。心为丁火，所恶者客水，而所喜者真水，故心与肾并主少阴也。一则水气上凌心，若薪炭之见水而爆沸也；一则水不济火，若游鱼之失水而腾跃也，一则通阳利水，一则潜阳补水，当于脉证辨之。甚则痛者，阴维为病主心痛，此证热久伤阴，八脉丽于肝肾，肝肾虚而累及阴维故心痛，非如寒气客于心胸之心痛，可用温通。故以镇肾气、补任脉、通阴维之龟板止心痛，合入肝搜邪之二甲，相济成功也。

三甲复脉汤方（同二甲汤法）

即于二甲复脉汤内加生龟板一两。

十五、既厥且哕（俗名呃忒），**脉细而劲，小定风珠主之。**

温邪久踞下焦，烁肝液为厥，扰冲脉为哕，脉阴阳俱减则细，肝木横强则劲，故以鸡子黄实土而定内风；龟板补任（谓任脉）而镇冲脉；阿胶沉降，补液而息肝风；淡菜生于咸水之中而能淡，外偶内奇，有坎卦之象，能补阴中之真阳，其形翕阖，故又能潜真阳之上动；童便以浊液仍归浊道，用以为使也。名定珠风者，以鸡子黄宛如珠形，得巽木之精，而能息肝风，肝为巽木，巽为风也。龟亦有珠，具真武之德而镇震木。震为雷，在人为胆，雷动未有无风者，雷静而风亦静矣。亢阳直上颠顶，龙上于天也，制龙者，龟也。古者豢龙御龙之法失传已久，其大要不出乎此。

小定风珠方（甘寒咸法）

鸡子黄一枚，生用　真阿胶二钱　生龟板六钱　童便一杯　淡菜三钱

水五杯，先煮龟板、淡菜得二杯，去滓，入阿胶，上火烊化，纳鸡子黄，搅令相得，再冲童便，顿服之。

十六、热邪久羁，吸烁真阴，或因误表，或因妄攻，神倦瘛疭，脉气虚弱，舌绛苔少，时时欲脱者，大定风珠主之。

此邪气已去八九，真阴仅存一二之治也，观脉虚苔少可知。故以大队浓浊填阴塞隙，介属潜阳镇定；以鸡子黄一味，从足太阴，下安足三阴，上济手三阴，使上下交合，阴得安其位，斯阳可立根基，俾阴阳有眷属一家之义，庶可不致绝脱欤！

大定风珠方（酸甘咸法）

生白芍六钱　阿胶三钱　生龟板四钱　干地黄六钱　麻仁二钱　五味子二钱　生牡蛎四钱　麦冬六钱，连心　炙甘草四钱　鸡子黄二枚，生　鳖甲四钱，生

水八杯，煮取三杯，去滓，再入鸡子黄，搅令相得，分三次服。喘加人参，自汗者加龙骨、人参、小麦，悸者加茯神、人参、小麦。

十七、壮火尚盛者，不得用定风珠、复脉。邪少虚多者，不得用黄连阿胶汤。阴虚欲痉者，不得用青蒿鳖甲汤。

此诸方之禁也。前数方虽皆为存阴退热而设，其中有以补阴之品，为退热之用者；有一面补阴，一面搜邪者；有一面填阴，一面护阳者。各宜心领神会，不可混也。

十八、痉厥神昏，舌短，烦躁，手少阴证未罢者，先与牛黄、紫雪辈，开窍搜邪；再与复脉汤存阴，三甲潜阳。临证细参，勿致倒乱。

痉厥神昏，舌蹇烦躁，统而言之曰厥阴证。然有手经足经之分：在上焦以清邪为主，清邪之

后，必继以存阴；在下焦以存阴为主，存阴之先，若邪尚有余，必先以搜邪。手少阴证未罢，如寸脉大，口气重，颧赤，白睛赤，热壮之类。

十九、邪气久羁，肌肤甲错，或因下后邪欲溃，或因存阴得液蒸汗，正气已虚，不能即出，阴阳互争而战者，欲作战汗也，复脉汤热饮之。虚盛者加人参。肌肉尚盛者，但令静，勿妄动也。

按伤寒汗解必在下前，温病多在下后。缚解而后得汗，诚有如吴又可所云者。凡欲汗者，必当先烦，乃有汗而解。若正虚邪重，或邪已深入下焦，得下后里通；或因津液枯燥，服存阴药，液增欲汗，邪正努力纷争，则作战汗，战之得汗则生，汗不得出则死。此系生死关头，在顷刻之间。战者，阳极而似阴也，肌肤业已甲错，其津液之枯燥固不待言，故以复脉加人参助其一臂之力，送汗出表。若其人肌肤尚厚，未至大虚者，无取复脉之助正，但当听其自然，勿事骚扰可耳，次日再议补阴未迟。

二十、时欲漱口不欲咽，大便黑而易者，有瘀血也，犀角地黄汤主之。

邪在血分，不欲饮水，热邪燥液口干，又欲求救于水，故但欲漱口，不欲咽也。瘀血溢于肠间，血色久瘀则黑，血性柔润，故大便黑而易也。犀角味咸，入下焦血分以清热，地黄去积聚而补阴，白芍去恶血，生新血，丹皮泻血中伏火，此蓄血自得下行，故用此轻剂以调之也。

犀角地黄汤（甘咸微苦法）

干地黄一两　生白芍三钱　丹皮三钱　犀角三钱

水五杯，煮取二杯，分二次服，渣再煮一杯服。

二十一、少腹坚满，小便自利，夜热昼凉，大便闭，脉沉实者，蓄血也。桃仁承气汤主之，甚则抵当汤。眉此上二条，法稍变，一则为阴亏蓄血而设，补中有泻；一则为邪多蓄血而设，重在攻邪，以泻为补。

少腹坚满，法当小便不利，今反自利，则非膀胱气闭可知。夜热者，阴热也；昼凉者，邪气隐伏阴分也。大便闭者，血分结也，故以桃仁承气通血分之闭结也。若闭结太甚，桃仁承气不得行，则非抵当不可，然不可轻用，不得不备一法耳。

桃仁承气汤方（苦辛咸寒法）

大黄五钱　芒硝二钱　桃仁三钱　芍药三钱　丹皮三钱　当归三钱

水八杯，煮取三杯。先服一杯，得下止后服，不知再服。

抵当汤方（飞走攻络苦咸法）

大黄五钱　虻虫二十枚，炙干为末　桃仁五钱　水蛭五分，炙干为末

水八杯，煮取三杯。先服一杯，得下止后服，不知，再服。

二十二、温病脉，法当数，今反不数而濡小者，热撤里虚也。里虚下痢稀水，或便脓血者，桃花汤主之。

温病之脉本数，因用清热药撤其热，热撤里虚，脉见濡小，下焦空虚则寒，即不下痢，亦当温补，况又下痢稀水脓血乎！故用少阴自痢，关闸不藏，堵截阳明法。

桃花汤方（甘温兼涩法）

赤石脂一两，半整用煎，半为细末调　炮姜五

钱　白粳米二合

水八杯，煮取三杯，去渣，入石脂末一钱五分，分三次服。若一服愈，余勿服。虚甚者加人参。

二十三、温病七八日以后，脉虚数，舌绛苔少，下痢日数十行，完谷不化，身虽热者，桃花粥主之。

上条以脉不数而濡小，下利稀水，定其为虚寒，而用温涩。此条脉虽数而日下数十行，至于完谷不化，其里邪已为泄泻下行殆尽。完谷不化，脾阳下陷，火灭之象；脉虽数而虚，苔化而少，身虽余热未退，亦虚热也。纯系关闸不藏见证，补之稍缓则脱。故改桃花汤为粥，取其逗留中焦之意。此条认定完谷不化四字要紧。

桃花粥方（甘温兼涩法）

人参三钱　炙甘草三钱　赤石脂六钱，细末　白粳米二合

水十杯，先煮参、草，得六杯，去渣，再入粳米煮得三杯，纳石脂末三钱，顿服之。痢不止，再服第二杯，如上法，痢止停后服。或先因过用

寒凉，脉不数，身不热者，加干姜三钱。

汪 前一甲煎为下后滑泄者设，此二方为阳虚而关闸撒者设，当审证用之。此外有虽下痢而邪未净，如热结旁流之类，仍当下；及热痢下重，当用苦寒坚阴，如白头翁汤、芩芍汤之类者，各有本条，不在此例，不可误用。其湿温、疟痢等证，有当兼用升提者，又一例。邪热不杀谷，亦有完谷一证，不可不慎，当于脉之虚实并兼现之证辨之。

二十四、温病少阴下利，咽痛胸满心烦者，猪肤汤主之。

此《伤寒论》原文。按温病热入少阴，逼液下走，自利咽痛，亦复不少，故采录于此。柯氏云：少阴下利，下焦虚矣。少阴脉循喉咙，其支者出络心，注胸中。咽痛胸满心烦者，肾火不藏，循经而上走于阳分也；阳并于上，阴并于下，火不下交于肾，水不上承于心，此未济之象。猪为水畜而津液在肤，用其肤以除上浮之虚火，佐白蜜、白粉之甘，泻心润肺而和脾，滋化源，培母气，水升火降，上热自除，而下利自止矣。

猪肤汤方（甘润法）

猪肤一斤，用白皮从内刮去肥，令如纸薄

上一味，以水一斗，煮取五升，去渣，加白蜜一升，白米粉五合，熬香，和令相得。

二十五、温病少阴咽痛者，可与甘草汤；不差者，与桔梗汤。

柯氏云：但咽痛而无下利、胸满、心烦等证，但甘以缓之足矣。不差者，配以桔梗，辛以散之也。其热微，故用此轻剂耳。

甘草汤方（甘缓法）

甘草二两

上一味，以水三升，煮取一升半，去渣，分温再服。

桔梗汤（苦辛甘开提法）

甘草二两　桔梗二两

法同前。

二十六、温病入少阴，呕而咽中伤，生疮不能语，声不出者，苦酒汤主之。〔眉〕以上三条均系咽痛，其中又有分别。

王氏晋三云：苦酒汤治少阴水亏不能上济君

火，而咽生疮，声不出者。疮者，疳也。半夏之辛滑，佐以鸡子清之甘润，有利窍通声之功，无燥津涸液之虑；然半夏之功能，全赖苦酒，摄入阴分，劫涩敛疮，即阴火沸腾，亦可因苦酒而降矣，故以为名。

苦酒汤方（酸甘微辛法）

半夏二钱，制　鸡子一枚，去黄，纳上苦酒鸡子壳中

上二味，纳半夏着苦酒中，以鸡子壳置刀环中，安火上，令三沸，去渣，少少含咽之；不差，更作三剂。

〔徵〕醋能开胃散水，敛热解毒，局方消暑丸尝以煮半夏，亦此意也。

二十七、妇女温病，经水适来，脉数耳聋，干呕烦渴，辛凉退热，兼清血分，甚至十数日不解，邪陷发痉者，竹叶玉女煎主之。

此与两感证同法。辛凉解肌，兼清血分者，所以补上中焦之未备；甚至十数日不解，邪陷发痉，外热未除，里热又急，故以玉女煎加竹叶，两清表里之热。

竹叶玉女煎方（辛凉合甘寒微苦法）

生石膏六钱　干地黄四钱　麦冬四钱　知母二钱　牛膝二钱　竹叶三钱

水八杯，先煮石膏、地黄得五杯，再入余四味，煮成二杯。先服一杯，候六时覆之，病解停后服，不解再服。（上焦用玉女煎去牛膝者，以牛膝为下焦药，不得引邪深入也，兹在下焦，故仍用之。）

二十八、热入血室，医与两清气血，邪去其半，脉数，余邪不解者，护阳和阴汤主之。

此系承上条而言之也。大凡体质素虚之人，驱邪及半，必兼护养元气，仍佐清邪，故以参、甘护元阳，而以白芍、麦冬、生地和阴清邪也。

护阳和阴汤方（甘凉甘温复法，偏于甘凉，即复脉汤法也）

白芍五钱　炙甘草二钱　人参二钱　麦冬二钱，连心，炒　干地黄三钱，炒

水五杯，煮取二杯，分二次温服。

二十九、热入血室，邪去八九，右脉虚数，暮微寒热者，加减复脉汤，仍用参主之。

此热入血室之邪少虚多，亦以复脉为主法。脉

右虚数，是邪不独在血分，故仍用参以补气。暮微寒热，不可认作邪实，乃气血俱虚，营卫不和之故。

加减复脉汤仍用参方

即于前复脉汤内加人参三钱。

三十、热病经水适至，十余日不解，舌萎饮冷，心烦热，神气忽清忽乱，脉右长左沉，瘀热在里也，加减桃仁承气汤主之。

前条十数日不解用玉女煎者，以气分之邪尚多，故用气血两解。此条以脉左沉，不与右之长同，而神气忽乱，定其为蓄血，故以逐血分瘀热为急务也。

加减桃仁承气汤方（苦辛走络法）

大黄三钱，制 桃仁三钱，炒 细生地六钱 丹皮四钱 泽兰二钱 人中白二钱

水八杯，煮取三杯。先服一杯，候六时，得下黑血，下后神清渴减，止后服，不知渐进。

按邵新甫云：考热入血室，《金匮》有五法：第一条主小柴胡，因寒热而用，虽经水适断，急提少阳之邪，勿令下陷为最。第二条伤寒发热，经水适来，已现昼明夜剧，谵语见鬼，恐人认阳

明实证，故有无犯胃气及上二焦之戒。第三条中风寒热，经水适来，七八日脉迟身凉，胸胁满如结胸状，谵语者，显无表证，全露热入血室之候，自当急刺期门，使人知针力比药力尤捷。第四条阳明病下血谵语，但头汗出，亦为热入血室，亦刺期门，汗出而愈。第五条明其一证而有别因为害，如痰潮上脘，昏冒不知，当先化其痰，后除其热。眉第五条非另列一法也，总承上四条而分缓急之治。一证云者，言其或单有表证之寒热，或单有里证之谵语、结胸等证，而又有别因为害，则当从其急者而先治之。仲景教人当知变通，故不厌推广其义，乃今人一遇是证，不辨热入之轻重，血室之盈亏，遽与小柴胡汤，贻害必多。要之热甚而血瘀者，与桃仁承气及山甲、归尾之属；血舍空而热者，用犀角地黄汤加丹参、木通之属；表邪未尽而表证仍兼者，不妨借温通为使；血结胸，有桂枝红花汤参入海蛤、桃仁之治；昏狂甚，进牛黄膏调入清气化结之煎。再观叶案中有两解气血燔蒸之玉女煎法；热甚阴伤，有育阴养气之复脉法；又有护阴涤热之缓攻法。先圣后贤，其治条分缕析，

学者审证定方，慎毋拘乎柴胡一法也。眉此段最宜
著眼，证同而治不同者，全在几希之间耳。

**三十一、温病愈后，嗽稀痰而不咳，彻夜不
寐者，半夏汤主之。**

此中焦阳气素虚之人，偶感温病，医以辛凉
甘寒，或苦寒清温热，不知十衰七八之戒，用药
过剂，以致中焦反停寒饮，令胃不和，故不寐也。
《素问》云：胃不和则卧不安，饮以半夏汤，覆杯
则寐。盖阳气下交于阴则寐，胃居中焦，为阳气
下交之道路，中寒饮聚，致令阳气欲下交而无路
可循，故不寐也。半夏逐痰饮而和胃，秫米秉燥
金之气而成，故能补阳明燥气之不及而渗其饮，
饮退则胃和，寐可立至，故曰覆杯则寐也。

半夏汤方（辛甘淡法）

半夏八钱，制　秫米二两。即俗所谓高粱是也，
古人谓之稷，今或名为芦稷，如南方难得，则以薏仁
代之

水八杯，煮取三杯，分三次温服。

汪不寐之因甚多，有阴虚不受阳纳者，有阳亢不入
阴者，有胆热者，有肝用不足者，有心气虚者，有心液

虚者，有躁脉不和者，有痰饮扰心者。温热病中，往往有兼不寐者，各察其因而治之，斯不误矣。

三十二、饮退得寐，舌滑，食不进者，半夏桂枝汤主之。

此以胃腑虽和，营卫不和，阳未全复，故以前半夏汤合桂枝汤，调其营卫，和其中阳，自能食也。

半夏桂枝汤方（辛温甘淡法）

半夏六钱　秫米一两　白芍六钱　桂枝四钱。虽云桂枝汤，却用小建中汤法，桂枝少于白芍者，表里异治也　炙甘草一钱　生姜三钱　大枣二枚，去核

水八杯，煮取三杯，分温三服。

三十三、温病解后，脉迟，身冷如水，冷汗自出者，桂枝汤主之。

此亦阳气素虚之体质，热邪甫退，即露阳虚，故以桂枝汤复其阳也。

桂枝汤方（见上焦篇。但此处用桂枝，分量与芍药等，不必多于芍药也；亦不必啜粥再令汗出，即仲景以桂枝汤小和之法是也。）

三十四、温病愈后，面色萎黄，舌淡，不欲饮水，脉迟而弦，不食者，小建中汤主之。

此亦阳虚之质也。故以小建中，小小建其中焦之阳气，中阳复则能食，能食则诸阳皆可复也。

小建中汤方（甘温法）

白芍六钱，酒炒　桂枝四钱　甘草三钱，炙　生姜三钱　大枣二枚，去核　胶饴五钱

水八杯，煮取三杯，去渣，入胶饴，上火烊化，分温三服。

〔汪〕温热病虑涸其阴，湿温病虑虚其阳。病后调理，温热当以滋阴为法（甘凉或佐甘酸），湿温当以扶阳为法（甘温或佐辛甘），不可错误。热病解后，脉静身凉，然而炎威虽退，余焰犹存，略予甘温，燎原复炽，饮食尚能助邪，况参、术、姜、桂及二陈之类乎！但体质不同，或平素阳虚，或寒凉过当，邪去正衰，不扶其阳则气立孤危，故列益阳数法于上，以备采用。所谓有者求之，无者求之，学者固不可不知有此法，然非见之真确，断不可冒昧轻投也。寒湿、湿温，病后化燥，有当用凉润者，可以隅反。

　　三十五、温病愈后，或一月，至一年，面微赤，脉数，暮热，常思饮不欲食者，五汁饮主之，牛乳饮亦主之。病后肌肤枯燥，小便尿管痛，或

微燥咳，或不思食，皆胃阴虚也，与益胃、五汁辈。

前复脉等汤，复下焦之阴。此由中焦胃用之阴不降，胃体之阳独亢，故以甘润法救胃用，配胃体，则自然欲食，断不可与俗套开胃健食之辛燥药，致令燥咳成痨也。眉以上五条，皆温热病后之条证。

五汁饮、牛乳饮方（并见前秋燥门）

益胃汤（见中焦篇）

按吴又可云：病后与其调理不善，莫若静以待动，是不知要领之言也。夫病后调理，较易于治病，岂有能治病反不能调理之理乎！但病后调理，不轻于治病。若其治之初，未曾犯逆，处处得法，轻者三五日而解，重者七八日而解，解后无余邪，病者未受大伤，原可不必以药调理，但以饮食调理足矣，经所谓食养尽之是也。若病之始受既重，医者又有误表、误攻、误燥、误凉之弊，遗殃于病者之气血，将见外感变而为内伤矣。全赖医者善补其过，（谓未犯他医之逆，或其人阳素虚阴素亏，或前因邪气太盛，攻剂不得不重，或

本虚邪不能张，须随清随补之类。）而补人之过，（谓
已犯前医之治逆。）退杀气，（谓余邪或药伤。）迎生
气，（或养胃阴，或护胃阳，或填肾阴，或兼固肾阳，
以迎其先后天之生气。）活人于万全，岂得听之而已
哉！万一变生不测，推委于病者之家，能不愧于
心乎！至调理大要，温病后一以养阴为主。饮食
之坚硬浓厚者，不可骤进。间有阳气素虚之体质，
热病一退，即露旧亏，又不可固执养阴之说，而
灭其阳火。故本论中焦篇列益胃、增液、清燥等
汤，下焦篇列复脉、三甲、五汁等复阴之法，乃
热病调理之常理也；下焦篇又列建中、半夏、桂
枝数法，以为阳气素虚，或误伤凉药之用，乃其
变也。经所谓：有者求之，无者求之，微者责之，
盛者责之，全赖司其任者，心诚求之也。

暑温　伏暑

三十六、暑邪深入少阴消渴者，连梅汤主之；
入厥阴麻痹者，连梅汤主之；心热烦躁神迷甚者，
先与紫雪丹，再与连梅汤。

肾主五液而恶燥，暑先入心，助心火独亢于上，肾液不供，故消渴也。再心与肾均为少阴，主火，暑为火邪，以火从火，二火相搏，水难为济，不消渴得乎！以黄连泻壮火，使不烁津，以乌梅之酸以生津，合黄连酸苦为阴，以色黑沉降之阿胶救肾水，麦冬、生地合乌梅酸甘化阴，庶消渴可止也。肝主筋而受液于肾，热邪伤阴，筋经无所秉受，故麻痹也。再包络与肝均为厥阴，主风木，暑先入心，包络代受，风火相搏，不麻痹得乎！眉 大凡麻痹皆气不运行之故，暑温则壮火食气，壮火散气，故麻痹也。以黄连泻克水之火，以乌梅得木气之先，补肝之正，阿胶增液而息肝风，冬、地补水以柔木，庶麻痹可止也。心热烦躁神迷甚，先与紫雪丹者，开暑邪之出路，俾连、梅有入路也。

连梅汤方（酸甘化阴，酸苦泄热法）

云连二钱　乌梅三钱，去核　麦冬三钱，连心　生地三钱　阿胶二钱

水五杯，煮去二杯，分二次服。脉虚大而芤者，加人参。

三十七、暑邪深入厥阴，舌灰，消渴，心下板实，呕恶吐蛔，寒热，下利血水，甚至声音不出，上下格拒者，椒梅汤主之。

此土败木乘，正虚邪炽，最危之候。故以酸苦泄热，辅正驱邪立法，据理制方，冀其转关耳。

椒梅汤方（酸苦复辛甘法，即仲景乌梅圆法也，方义已见中焦篇。）

眉 此方自乌梅丸化出，较之连梅，有一刚一柔之分。

黄连二钱　黄芩二钱　干姜二钱　白芍三钱，生　川椒三钱，炒黑　乌梅三钱，去核　人参二钱　枳实一钱五分　半夏二钱

水八杯，煮取三杯，分三次服。

三十八、暑邪误治，胃口伤残，延及中下，气塞填胸，燥乱口渴，邪结内踞，清浊交混者，来复丹主之。

此正气误伤于药，邪气得以窃居于中，固结而不可解，攻补难施之危证，勉立旋转清浊一法耳。

来复丹方（酸温法）

太阴元精石一两　舶上硫黄一两　硝石一两，同硫黄为末，微火炒结砂子大　橘红二钱　青皮二钱，去白　五灵脂二钱，澄去砂，炒令烟尽

方论：晋三王氏云：《易》言一阳来复十卜，在人则为少阳生气所出之脏。病上盛下虚，则阳气去，生气竭，此丹能复阳于下，故曰来复。元精石乃盐卤至阴之精，硫黄乃纯阳石火之精，寒热相配，阴阳互济，有扶危拯逆之功；硝石化硫为水，亦可佐元、硫以降逆；灵脂引经入肝最速，能引石性内走厥阴，外达少阳，以交阴阳之枢纽；使以橘红、青皮者，纳气必先利气，用以为肝胆之向导也。

三十九、暑邪久热，寝不安，食不甘，神识不清，阴液元气两伤者，三才汤主之。

凡热病久入下焦，消烁真阴，必以复阴为主，其或元气亦伤，又必兼护其阳。三才汤两复阴阳，而偏于复阴为多者也。温热、温疫未传，邪退八九之际，亦有用处。暑温末传，亦有用复脉、三甲、黄连阿胶等汤之处，彼此互参，勿得偏执。

盖暑温不列于诸温之内，而另立一门者，以后夏至为病暑，湿气大动，不兼湿不得名暑温，仍归温热门矣。既兼湿，则受病之初，自不得与诸温同法，若病至末传，湿邪已化，惟余热伤之际，其大略多与诸温同法，其不同者，前后数条，已另立法矣。

三才汤方（甘凉法）

人参三钱　天冬二钱　干地黄五钱

水五杯，浓煎两杯，分二次温服。欲复阴者，加麦冬、五味子；欲复阳者，加茯苓、炙甘草。

四十、蓄血，热入血室，与温热同法。

四十一、伏暑、湿温胁痛，或咳，或不咳，无寒，但潮热，或竟寒热如疟状，不可误认柴胡证，香附旋覆花汤主之；久不解者，间用控涎丹。

眉 此证有兼眩冒、欲渴、欲呕，或有时烦躁者。

按伏暑、湿温，积留支饮，悬于胁下，而成胁痛之证甚多，即《金匮》水在肝而用十枣之证。彼因里水久积，非峻攻不可；此因时令之邪与里水新搏，其根不固，不必用十枣之太峻。只以香附、旋覆，善通肝络而逐胁下之饮，苏子、杏仁降肺气而化饮，所谓建金以平木；广皮、半夏消痰饮之正；茯苓、薏仁开太阳而阖阳明，所谓治水者必实土，中流涨者开支河之法也。用之得当，不过三五日自愈。其或前医不识病因，不合治法，致使水无出路，久居胁下，恐成悬饮内痛之症，为患非轻。虽不必用十枣之峻，然不能出其范围，故改用陈无择之控涎丹，缓攻其饮。

香附旋覆花汤方（苦辛淡合芳香开络法）

生香附三钱　旋覆花三钱，绢包　苏子霜三钱　广皮二钱　半夏五钱　茯苓块三钱　薏仁五钱

水八杯，煮取三杯，分三次温服。腹满者，加厚朴；痛甚者，加降香末。

控涎丹方（苦寒从治法）

痰饮，阴病也。以苦寒治阴病，所谓求其属以衰之是也。按肾经以脏而言，属水，其味咸，其气寒；以经而言，属少阴，主火，其味苦，其气化燥热。肾主水，故苦寒为水之属，不独咸寒为水之属也，盖真阳藏之于肾，故肾与心并称少阴，而并主火也，知此理则知用苦寒、咸寒之法矣。泻火之有余用苦寒，寒能制火，苦从火化，

正治之中，亦有从治；泻水之太过亦用苦寒，寒从水气，苦从火味，从治之中，亦有正治，所谓水火各造其偏之极，皆相似也。苦咸寒治火之有余、水之不足为正治，亦有治水之有余、火之不足者，如介属芒硝并能行水，水行则火复，乃从治也。

甘遂去心制　大戟去皮制　白芥子

上等分为细末，神曲糊为丸，梧子大，每服九丸，姜汤下。壮者加之，羸者减之，以知为度。

寒　湿

四十二、**湿之为物也，在天之阳时为雨露，阴时为霜雪。在山为泉，在川为水，包含于土中者为湿。其在人身也，上焦与肺合，中焦与脾合，其流于下焦也，与少阴癸水合。**眉扼要。

此统举湿在天、地、人、身之大纲，异出同源，以明土为杂气，水为天一所生，无处不合者也。眉为湿立案，语妙千古，不言寒者，寒本于湿，言湿而寒在其中矣。上焦与肺合者，肺主太阴湿土之气，肺病湿则气不得化，有霾雾之象，向之火制金者，今反水克火矣，故肺病而心亦病也。观《素问》寒水司天之年，则曰阳气不令。湿土司天之年，则曰阳光不治自知。故上焦一以开肺气救心阳为治。中焦与脾合者，脾主湿土之质，为受湿之区，故中焦湿证最多。脾与胃为夫妻，脾病而胃不能独治，再胃之藏象为土，土恶湿也，故开沟渠，运中阳，崇刚土，作堤防之治，悉载中焦。上中不治，其势必流于下焦。《易》曰：水流湿。《素问》曰：湿伤于下。下焦乃少阴癸水，湿之质即水也，焉得不与肾水相合？吾见湿流下焦，邪水旺一分，正水反亏一分，正愈亏而邪愈旺，不可为矣。夫肾之真水，生于一阳，坎中满也，故治少阴之湿，一以护肾阳，使火能生土为主；肾与膀胱为夫妻，泄膀胱之积水，从下治，亦所以安肾中真阳也。脾为肾之上游，升脾阳，从上治，亦所以使水不没肾中真阳也。其病厥阴也奈何？盖水能生木，水太过，木反不生，木无生气，自失其疏泄之任，经有"风湿交争，风不胜湿"之文，可知湿土太过，则风木亦有不胜之时，故治厥阴之湿，以复其风木之本性，使能疏泄为主也。

本论原以温热为主，而类及于四时杂感。以宋元以来，不明仲景《伤寒》一书专为伤寒而设，乃以《伤寒》一书，应四时无穷之变，殊不合拍。遂至人著一书，而悉以伤寒名书。陶氏则以一人而屡著伤寒书，且多立妄诞不经名色，使后世学者，如行昏雾之中，渺不自觉其身之坠于渊也。今胪列四时杂感，春温、夏热、长夏暑湿、秋燥、冬寒，得其要领，效如反掌。夫春温、夏热、秋燥所伤，皆阴液也。学者苟能时时预护，处处提防，岂复有精竭人亡之虑。眉燥亦有伤阳者，详见杂说。伤寒所伤者阳气也，学者诚能保护得法，自无寒化热而伤阴，水负火而难救之虞。即使有受伤处，临证者知何者当护阳，何者当救阴，何者当先护阳，何者当先救阴，因端竟委，可备知终始而超道妙之神。瑭所以三致意者，乃在湿温一证。盖土为杂气，寄旺四时，藏垢纳污，无所不受，其间错综变化，不可枚举。其在上焦也，如伤寒；其在下焦也，如内伤；其在中焦也，或如外感，或如内伤。至人之受病也，亦有外感，亦有内伤，使学者心摇目眩，无从捉摸。其变证也，则有湿痹、水气、咳嗽、痰饮、黄汗、黄疸、肿胀、疟疾、痢疾、淋症、带症、便血、疝气、痔疮、痈脓等证，较之风火燥寒四门之中，倍而又倍，苟非条分缕析，体贴入微，未有不张冠李戴者。

汪 近代俗医，皆以伤寒法治温、热、暑、燥，入手妄用表散，末后又误认虚劳，妄行补阴补阳，以至生民夭枉，此书所为作也。若湿温之证，则又不然。世有粗工，稍知热病，一遇湿温，亦以温热之法施之，较之误认温热为伤寒者，厥罪惟均。盖湿温一证，半阴半阳，其反复变迁，不可穷极，而又绸缪黏腻，不似伤寒之一表即解，温热之一清即愈。施治之法，万绪千端，无容一毫执者。篇中所述，亦只举其一隅，学者务宜勤求古训，精研理气，而后能贯通融会，泛应不穷。经云：知其要者，一言而终，不知其要，流散无穷。是在潜心深造者矣。

四十三、湿久不治，伏足少阴，舌白身痛，足跗浮肿，鹿附汤主之。

湿伏少阴，故以鹿茸补督脉之阳。督脉根于少阴，所谓八脉丽于肝肾也。督脉总督诸阳，此阳一升，则诸阳听令。附子补肾中真阳，通行十二经。佐之以菟丝，凭空行气而升发少阴，则身痛可休。独以一味草果，温太阴独胜之寒以醒脾阳，则地气上蒸天气之白苔可除；且草果，子也，凡子皆达下焦。以茯苓淡渗，佐附子开膀胱，小便得利，而跗肿可愈矣。

鹿附汤方（苦辛咸法）

鹿茸五钱　附子三钱　草果一钱　菟丝子三钱　茯苓五钱

水五杯，煮取二杯，日再服，渣再煮一杯服。

四十四、湿久，脾阳消乏，肾阳亦惫者，安肾汤主之。

凡肾阳惫者，必补督脉，故以鹿茸为君，附子、韭子等补肾中真阳；但以苓术二味，渗湿而补脾阳，釜底增薪法也。（其曰安肾者，肾以阳为体，体立而用安矣。）

安肾汤方（辛甘温法）

鹿茸三钱　胡芦巴三钱　补骨脂三钱　韭子

一钱　大茴香二钱　附子二钱　茅术二钱　茯苓三钱　菟丝子三钱

水八杯，煮取三杯，分三次服。大便溏者，加赤石脂；久病恶汤者，可用二十分作丸。

四十五、湿久伤阳，痿弱不振，肢体麻痹，痔疮下血，术附姜苓汤主之。⬛眉此治湿伤脾肾两阳，由脏而及于腑者。

按痔疮有寒湿、热湿之分，下血亦有寒湿、热湿之分，本论不及备载，但载寒湿痔疮下血者，以世医但知有热湿痔疮下血，悉以槐花、地榆从事，并不知有寒湿之因，畏姜、附如虎，故因下焦寒湿而类及之，方则两补脾肾两阳也。

术附姜苓汤方（辛温苦淡法）

生白术五钱　附子三钱　干姜三钱　茯苓五钱

水五杯，煮取二杯，日再服。

四十六、先便后血，小肠寒湿，黄土汤主之。⬛眉此治湿伤腑阳而并及于脏阴者。

此因上条而类及，以补偏救弊也，义见前条注下。前方纯用刚者，此方则以刚药健脾而渗湿，柔药保肝肾之阴，而补丧失之血，刚柔相济，又立一法，以开学者门径。后世黑地黄丸法，盖仿诸此。

黄土汤方（甘苦合用，刚柔互济法）

甘草三两　干地黄三两　白术三两　附子三两，炮　阿胶三两　黄芩三两　灶中黄土半斤

水八升，煮取二升，分温二服。（分量服法，悉录古方，未敢增减，用者自行斟酌可也。）

微 李东垣云：古之方剂分量，与今不同。云一升，即今之大白盏也；曰字，二分半也；铢，四分也；四字曰钱，十分也；二十四铢为一两；云三两，即今之二两；云一两，即今之六钱半也；云一升，即二合半也；古之一两，今用六钱可也。以上所用古方，俱可类推。

四十七、秋湿内伏，冬寒外加，脉紧无汗，恶寒身痛，喘咳稀痰，胸满，舌白滑，恶水不欲饮，甚则倚息不得卧，腹中微胀，小青龙汤主之；脉数有汗，小青龙去麻、辛主之；大汗出者，倍桂枝，减干姜，加麻黄根。 眉 此治秋湿至冬雨发移步换形法。

此条以经有"秋伤于湿，冬生咳嗽"之明文，故补三焦饮症数则，略示门径。按经谓"秋伤于

湿"者，以长夏湿土之气，介在秋夏之间，七月大火西流，月建申，申者，阳气毕伸也。湿无阳气不发，阳伸之极，湿发亦重，人感此而至冬日寒水司令，湿水同体相搏而病矣。〖眉〗明乎此，方可与之言经，从来注家孰论及此。喻氏擅改经义，谓湿曰燥者，不明六气运行之道。如大寒，冬令也，厥阴气至而纸鸢起矣。四月，夏令也，古谓首夏犹清和，俗谓四月为麦秀寒，均谓时虽夏令，风木之气犹未尽灭也，他令仿此。至于湿土寄旺四时，虽在冬令，朱子谓将大雨雪，必先微温。盖微温则阳气通，阳通则湿行，湿行而雪势成矣，况秋日竟无湿气乎！此其间有说焉，经所言之秋，指中秋以前而言，秋之前半截也；喻氏所指之秋，指秋分以后而言，秋之后半截也。〖眉〗此一段，使喻氏复起，当亦为之心折矣。古脱燥论，盖世远年湮，残缺脱简耳。喻氏补论诚是，但不应擅改经文，竟崇己说，而不体之日月运行，寒暑倚伏之理与气也。〖眉〗眼前都是至理，不明乎今者，不可与之言古。喻氏学问诚高，特霸气未消，其温病论亦犯此病。学者遇咳嗽之证，兼合脉色，以详察其何因，为

湿，为燥，为风，为火，为阴虚，为阳弱，为前
候伏气，为现行时令，为外感而发动内伤，为内
伤而招引外感，历历分明。或当用温用凉，用补
用泻，或寓补于泻，寓泻于补，择用先师何法何
方，妙手空空，毫无成见，因物付物，自无差忒
矣。即如此症，以喘咳痰稀，不欲饮水，胸满腹
胀，舌白，定其为伏湿痰饮所致。以脉紧无汗，
为遇寒而发，故用仲景先师辛温甘酸之小青龙，
外发寒而内蠲饮，龙行而火随，故寒可去，龙动
而水行，故饮可蠲。眉用青龙汤者，知此义否。以自
汗脉数（此因饮邪上冲肺气之数，不可认为火数。）为
遇风而发，不可再行误汗伤阳，使饮无畏忌，故
去汤中之麻黄、细辛发太阳，少阴之表者。眉非真
寒伤太阳经者，不可用麻黄、细辛。倍桂枝以安其表。
汗甚则以麻黄根收表疏之汗。夫根有归束之义，
麻黄能行太阳之表，即以其根归束太阳之气也。
大汗出，减干姜者，畏其辛而致汗也。有汗去麻、
辛，不去干姜者，干姜根而中实，色黄而圆，（土
象也，土性缓。）不比麻黄干而中空，色青而直，（木
象也，木性急，干姜岂性缓药哉！较之麻黄为缓耳。且

干姜得丙火煅炼而成，能守中阳；麻黄则纯行卫阳，故其慓急之性远甚于干姜也。）细辛细而辛窜，走络最急也。（且少阴经之报使，误发少阴汗者，必伐血。）

小青龙汤方（辛甘复酸法）

麻黄三钱，去节　甘草三钱，炙　桂枝五钱，去皮　芍药三钱　五味二钱　干姜三钱　半夏五钱　细辛二钱

水八碗，先煮麻黄，减一碗许，去上沫，纳诸药，煮取三碗，去渣，温服一碗。得效，缓后服，不知，再服。

四十八、喘咳息促，吐稀涎，脉洪数，右大于左，喉哑，是为热饮，麻杏石甘汤主之。

《金匮》谓病痰饮者，当以温药和之。盖饮属阴邪，非温不化，故饮病当温者，十有八九，然当清者，亦有一二。如此证息促，知在上焦；涎稀，知非劳伤之咳，亦非火邪之但咳无痰而喉哑者可比；右大于左，纯然肺病，此乃饮邪隔拒，心火壅遏，肺气不能下达。音出于肺，金实不鸣。故以麻黄中空而达外，杏仁中实而降里，石膏辛淡性寒，质重而气清轻，合麻杏而宣气分之郁热，

甘草之甘以缓急，补土以生金也。按此方，即大青龙之去桂枝、姜、枣者也。

麻杏石甘汤方（辛凉甘淡法）

麻黄三钱，去节　杏仁三钱，去皮尖碾细　石膏三钱，碾　甘草二钱，炙

水八杯，先煮麻黄，减二杯，去沫，纳诸药，煮取三杯，先服一杯，以喉亮为度。

四十九、支饮不得食，葶苈大枣泻肺汤主之。

支饮上壅胸膈，直阻肺气，不令下降，呼息难通，非用急法不可。故以禀金火之气破癥瘕积聚、通利水道、性急之葶苈，急泻肺中之壅塞；然其性慓悍，药必入胃过脾，恐伤脾胃中和之气，故以守中缓中之大枣，护脾胃而监制之，使不旁伤他脏，一急一缓，一苦一甘，相须成功也。

葶苈大枣泻肺汤（苦辛甘法）

苦葶苈三钱，炒香碾细　大枣五枚，去核

水五杯，煮成二杯，分二次服。得效，减其制；不效，再作服，衰其大半而止。

五十、饮家反渴，必重用辛，上焦加干姜、桂枝，中焦加枳实、橘皮，下焦加附子、生姜。

　　《金匮》谓干姜、桂枝为热药也，服之当遂渴，今反不渴者，饮也。是以不渴定其为饮，人所易知也。又云：水在肺，其人渴，是饮家亦有渴症，人所不知。今人见渴投凉，轻则用花粉、冬、地，重则用石膏、知母，全然不识病情。盖火咳无痰，劳咳胶痰，饮咳稀痰，兼风寒则难出，不兼风寒则易出，深则难出，浅则易出。其在上焦也，郁遏肺气，不能清肃下降，反夹心火上升烁咽，渴欲饮水，愈饮愈渴，饮后水不得行，则愈饮愈咳，愈咳愈渴，明知其饮而渴也，用辛何妨。《内经》所谓辛能润是也。以干姜峻散肺中寒水之气，而补肺金之体，使肺气得宣，而渴止咳定矣。其在中焦也，水停心下，郁遏心气不得下降，反来上烁咽喉，又格拒肾中真液，不得上潮于喉，故嗌干而渴也。重用枳实急通幽门，使水得下行，而脏气各安其位、各司其事，不渴不咳矣。其在下焦也，水郁膀胱，格拒真水，不得外滋上潮。且邪水旺一分，真水反亏一分。藏真水者，肾也。肾恶燥，又肾脉入心，由心入肺，从肺系上循喉咙，平人之不渴者，全赖此脉之通调，开窍于舌下玉英、廉泉，今下焦水积而肾脉不得通调，故亦渴也。附子合生姜为真武法，补北方司水之神，使邪水畅流，而真水滋生矣。大抵饮家当恶水，不渴者其病犹轻，渴者其病必重。如温热应渴，渴者犹轻，不渴者甚重，反象也。所谓加者，于应用方中，重加之也。

五十一、饮家阴吹，脉弦而迟，不得固执《金匮》法，当反用之，橘半桂苓枳姜汤主之。

《金匮》谓阴吹正喧，猪膏发煎主之。盖以胃中津液不足，大肠津液枯槁，气不后行，逼走前阴，故重用润法，俾津液充足流行，浊气仍归旧路矣。若饮家之阴吹，则大不然。盖痰饮蟠踞中焦，必有不寐、不食、不饥、不便、恶水等证，脉不数而迟弦，其为非津液之枯槁，乃津液之积聚胃口可知。故用九窍不和，皆属胃病例，峻通胃液下行，使大肠得胃中津液滋润，而病如失矣。此证系余治验，故附录于此，以开一条门径。眉 阴吹亦有受风而作者，然必先有蓄湿在内。

橘半桂苓枳姜汤（苦辛淡法）

半夏二两　小枳实一两　橘皮六钱　桂枝一

两　茯苓块六钱　生姜六钱

甘澜水十碗，煮成四碗，分四次，日三夜一服，以愈为度。愈后以温中补脾，使饮不聚为要。其下焦虚寒者，温下焦，肥人用温燥法，瘦人用温平法。

按痰饮有四，除久留之伏饮，非因暑湿暴得者不议外；悬饮已见于伏暑例中，暑饮相搏，见上焦篇第二十九条；兹特补支饮、溢饮之由，及暑湿暴得者，望医者及时去病，以免留伏之患。并补《金匮》所未及者二条，以开后学读书之法。《金匮》溢饮条下谓大青龙汤主之，小青龙汤亦主之。注家俱不甚晰，何以同一溢饮，而用寒用热，两不相侔哉？圐能从此等处留心，则学日进，所以读书贵乎得间也。按大青龙汤有石膏、杏仁、生姜、大枣，而无干姜、细辛、五味、半夏、白芍。盖大青龙主脉洪数、面赤、喉哑之热饮，小青龙主脉弦紧、不渴之寒饮也。由此类推，胸中有微饮，苓桂术甘汤主之，肾气丸亦主之。苓桂术甘，外饮治脾也；肾气丸，内饮治肾也。再胸痹门中，胸痹心中痞，留气结在胸，胸满，胁下逆抢心，枳实薤白汤主之，人参汤亦主之。又何以一通一补，而主一胸痹乎？盖胸痹因寒湿痰饮之实证，则宜通阳，补之不惟不愈，人参增气且致喘满；若无风寒痰饮之外因、不内外因，但系胸中清阳之气不足而痹痛者，如苦读书而妄想，好歌曲而无度，重伤胸中阳气者，老人清阳日薄者，若再以薤白、瓜蒌、枳实滑之、泻之、通之，是速之成劳也，断非人参汤不可。学者能从此类推，方不死于句下，方可与言读书也。

五十二、暴感寒湿成疝，寒热往来，脉弦反数，舌白滑，或无苔不渴，当脐痛，或胁下痛，椒桂汤主之。

此小邪中里证也。疝，气结如山也。此肝脏本虚，或素有肝郁，或因暴怒，又猝感寒湿，秋月多得之。既有寒热之表证，又有脐痛之里证，表里俱急，不得不用两解。方以川椒、吴茱萸、小茴香直入肝脏之里，又芳香化浊流气；以柴胡从少阳领邪出表，病在肝治胆也；又以桂枝协济柴胡者，病在少阴，治在太阳也。经所谓病在脏，治其腑之义也。况又有寒热之表证乎！佐以青皮、广皮，从中达外，峻伐肝邪也；使以良姜，温下焦之里也；水用急流，驱浊阴使无留滞也。

椒桂汤方（苦辛通法）

川椒六钱，炒黑　桂枝六钱　良姜三钱　柴胡六钱　小茴香四钱　广皮三钱　吴茱萸四钱，泡淡　青皮三钱

急流水八碗，煮成三碗，温服一碗，覆被令微汗佳；不汗服第二碗，接饮生姜汤促之；得汗，次早服第三碗，不必覆被再令汗。

五十三、寒疝脉弦紧，胁下偏痛，发热，大黄附子汤主之。

此邪居厥阴，表里俱急，故用温下法以两解之也。脉弦为肝郁；紧，里寒也；胁下偏痛，肝胆经络为寒湿所搏，郁于血分而为痛也；发热者，胆因肝而郁也。故用附子温里通阳，细辛暖水脏而散寒湿之邪。肝胆无出路，故用大黄，借胃腑以为出路也。大黄之苦，合附子、细辛之辛，苦与辛合，能降能通，通则不痛也。

大黄附子汤方（苦辛温下法）

大黄五钱　熟附子五钱　细辛三钱

水五杯，煮取两杯，分温二服。（原方分量甚重，此则从时改轻，临时对证斟酌。）

五十四、寒疝，少腹或脐旁，下引睾丸，或掣胁下，掣腰，痛不能忍者，天台乌药散主之。

此寒湿客于肝肾小肠而为病，故方用温通足厥阴、手太阳之药也。乌药祛膀胱冷气，能消肿止痛；木香透络定痛；青皮行气伐肝；良姜温脏劫寒；茴香温关元，暖腰肾，又能透络定痛；槟榔至坚，直达肛门散结气，使坚者溃、聚者散，引诸药逐浊气由肛门而出；川楝导小肠湿热由小便下行；炒以斩关夺门之巴豆，用气味而不用形质，使巴豆帅气药散无形之寒，随槟榔下出肛门；川楝得巴豆迅烈之气，逐有形之湿从小便而去，俾有形无形之结邪一齐解散而病根拔矣。

按疝瘕之证尚多，以其因于寒湿，故因下焦寒湿而类及三条，略示门径，直接中焦篇腹满腹痛等证。古人良法甚伙，而张子和专主于下，本之《金匮》病至其年月日时复发者当下之例，而方则从大黄附子汤悟入，并将淋、带、痔疮、癃闭等证，悉收入疝门，盖皆下焦寒湿、湿热居多。

而叶氏于妇科久病癥瘕，则以通补奇经、温养肝肾为主。盖本之《内经》任脉为病，男子七疝，女子带下瘕聚也。此外良法甚多，学者当于各家求之，兹不备载。

天台乌药散方（苦辛热急通法）

乌药五钱　木香五钱　小茴香五钱，炒黑　良姜五钱，炒　青皮五钱　川楝子十枚　巴豆七十二粒　槟榔五钱

先以巴豆微打破，加麸数合，炒川楝子，以巴豆黑透为度，去巴豆、麸子不用，但以川楝同前药为极细末，黄酒和服一钱。不能饮者，姜汤代之。重者日再服，痛不可忍者，日三服。

湿　温

五十五、湿温久羁，三焦弥漫，神昏窍阻，少腹硬满，大便不下，宣清导浊汤主之。眉自此以后二十三条，皆补前第四十二条之所引而未发者，故另立一门，以见湿有寒热之分，而湿温之变化无穷也。

此湿久郁结于下焦气分，闭塞不通之象，故

用能升能降、苦泄滞、淡渗湿之猪苓，合甘少淡多之茯苓，以渗湿利气；寒水石色白性寒，由肺直达肛门，宣湿清热，盖膀胱主气化，肺开气化之源，肺藏魄（肛门曰魄门），肺与大肠相表里之义也；晚蚕砂化浊中清气，大凡肉体未有死而不腐者，蚕则僵而不腐，得清气之纯粹者也，故其粪不臭不变色，得蚕之纯清，虽走浊道而清气独全，既能下走少腹之浊部，又能化浊湿而使之归清，以己之正，正人之不正也，用晚者，本年再生之蚕，取其生化最速也；皂荚辛咸性燥，入肺与大肠，金能退暑，燥能除湿，辛能通上下关窍，子更直达下焦，通大便之虚闭，合之前药，俾郁结之湿邪，由大便而一齐解散矣。二苓、寒石，化无形之气；蚕砂、皂子，逐有形之湿也。

宣清导浊汤（苦辛淡法）

猪苓五钱　茯苓五钱　寒水石六钱　晚蚕砂四钱　皂荚子三钱，去皮

水五杯，煮成两杯，分二次服，以大便通快为度。

五十六、湿凝气阻，三焦俱闭，二便不通，

半硫丸主之。

热伤气，湿亦伤气者何？热伤气者，肺主气而属金，火克金则肺所主之气伤矣。湿伤气者，肺主天气，脾主地气，俱属太阴湿土，湿气太过，反伤本脏化气，湿久浊凝，全十卜焦，气不惟伤而且阻矣。气为湿阻，故二便不通。今人之通大便，悉用大黄，不知大黄性寒，主热结有形之燥粪；若湿阻无形之气，气既伤而且阻，非温补真阳不可。硫黄热而不燥，能疏利大肠，半夏能入阴，燥胜湿，辛下气，温开郁，三焦通而二便利矣。按上条之便闭，偏于湿重，故以行湿为主；此条之便闭，偏重气虚，故以补气为主。盖肾司二便，肾中真阳为湿所困，久而弥虚，失其本然之职，故助之以硫黄；肝主疏泄，风湿相为胜负，风胜则湿行，湿凝则风息，而失其疏泄之能，故通之以半夏。若湿尽热结，实有燥粪不下，则又不能不用大黄矣。学者详审其证可也。

半硫丸（酸辛温法）

石硫黄（硫黄有三种：土黄、水黄、石黄也，入药必须用产于石者。土黄土纹，水黄直丝，色皆滞暗而臭；惟石硫黄方棱石纹而有宝光，不臭，仙家谓之黄矾，其形大势如矾。按硫黄感日之精，聚土之液，相结而成。生于艮土者佳，艮土者，少土也，其色晶莹，其气清而毒小。生于坤土者恶，坤土者，老土也，秽浊之所归也，其色板滞，其气浊而毒重，不堪入药，只可作火药用。石黄产于外洋，来自舶上，所谓倭黄是也。入莱菔内煮六时则毒去）半夏制

上二味，各等分为细末，蒸饼为丸，梧子大，每服一二钱，白开水送下。（按半硫丸通虚闭，若久久便溏，服半硫丸亦能成条，皆其补肾燥湿之功也。）

五十七、浊湿久留，下注于肛，气闭，肛门坠痛，胃不喜食，舌苔腐白，术附汤主之。

此浊湿久留肠胃，致肾阳亦困，而肛门坠痛也。肛门之脉曰尻，肾虚则痛，气结亦痛，但气结之痛有二：寒湿、热湿也。热湿气实之坠痛，如滞下门中用黄连、槟榔之证是也。此则气虚而为寒湿所闭，故以参、附峻补肾中元阳之气，姜、术补脾中建运之气，朴、橘行浊湿之滞气，俾虚者充、闭者通、浊者行而坠痛自止，胃开进食矣。按肛痛有得之大恐或房劳者，治以参、鹿之属，

证属虚劳，与此对勘，故并及之。再此条应入寒湿门，以与上三条有互相发明之妙，故列于此，以便学者之触悟也。

术附汤方（苦辛温法）

生茅术五钱 人参二钱 厚朴三钱 生附子三钱 炮姜三钱 广皮三钱

水五杯，煮成两杯，先服一杯，约三时，再服一杯，以肛痛愈为度。

五十八、疟邪久羁，因疟成劳，谓之劳疟；络虚而痛，阳虚而胀，胁有疟母，邪留正伤，加味异功汤主之。

此证气血两伤。经云：劳者温之。故以异功温补中焦之气，归、桂合异功温养下焦之血，以姜、枣调和荣卫，使气血相生而劳疟自愈。此方补气人所易见，补血人所不知。经谓：中焦受气，取汁变化而赤，是谓血。凡阴阳两伤者，必于气中补血定例也。

加味异功汤方（辛甘温阳法）

人参三钱 当归一钱五分 肉桂一钱五分 炙甘草二钱 茯苓三钱 於术三钱，炒焦 生姜三

钱　大枣二枚，去核　广皮二钱

水五杯，煮成两杯，渣再煮一杯，分三次服。

五十九、疟久不解，胁下成块，谓之疟母，鳖甲煎丸主之。

疟邪久扰，正气必虚，清阳失转运之机，浊阴生窃踞之渐，气闭则痰凝血滞而块势成矣。胁下乃少阳、厥阴所过之地，按少阳、厥阴为枢，疟不离乎肝胆，久扰则脏腑皆困，转枢失职，故结成积块，居于所部之分。谓之疟母者，以其由疟而成，且无已时也。按《金匮》原文：病疟以月一日发，当以十五日愈，设不瘥，当月尽解，如其不瘥，当云何？此结为癥瘕，名曰疟母，急治之，宜鳖甲煎丸。盖人身之气血与天地相应，故疟邪之着于人身也，其盈缩进退，亦必与天地相应。如月一日发者，发于黑昼月廓空时，气之虚也，当俟十五日愈。五者，生数之终；十者，成数之极；生成之盈数相会，五日一元，十五日三元一周，一气来复。白昼月廓满之时，天气实而人气复，邪气退而病当愈。设不瘥，必俟天气再转，当于月尽解。如其不瘥，又当云何？然月自亏而满，阴已盈而阳已缩；自满而亏，阳已长而阴已消；天地阴阳之盈缩消长已周，病尚不愈，是本身之气血不能与天地之化机相为流转，日久根深，牢不可破，故宜急治也。

鳖甲煎丸方

鳖甲十二分，炙　乌扇三分，烧　黄芩三分　柴胡六分　鼠妇三分，熬　干姜三分　大黄三分　芍药五分　桂枝三分　葶苈一分，熬　石苇三分，去毛　厚朴三分　牡丹皮五分　瞿麦二分　紫葳三分　半夏一分　人参一分　䗪虫五分，熬　阿胶三分，炒　蜂窝四分，炙　赤硝十二分　蜣螂六分，熬　桃仁二分

上二十三味，为细末。取煅灶下灰一斗，清酒一斛五斗，浸灰，俟酒尽一半，煮鳖甲于中，煮令泛烂如胶漆，绞取汁，纳诸药煎为丸，如梧子大。空心服七丸，日三服。

方论：此辛苦通降，咸走络法。鳖甲煎丸者，君鳖甲而以煎成丸也，与他丸法迥异，故曰煎丸。方以鳖甲为君者，以鳖甲守神入里，专入肝经血分，能消癥瘕，领带四虫，深入脏络，飞者升，

走者降，飞者兼走络中气分，走者纯走络中血分；助以桃仁、丹皮、紫葳之破满行血；辅以葶苈、石韦、瞿麦之行气渗湿；臣以小柴胡、桂枝二汤，总去三阳经未结之邪；大承气，急驱入腑已结之渣滓；佐以人参、干姜、阿胶，护养鼓荡气血之正，俾邪无容留之地，而深入脏络之病根拔矣。按小柴胡汤中有甘草，大承气汤中有枳实，仲景之所以去甘草，畏其太缓，凡走络药，不须守法；去枳实，畏其太急而直走肠胃，亦非络药所宜也。

六十、太阴三疟，腹胀不渴，呕水，温脾汤主之。

三疟本系深入脏真之痼疾，往往经年不愈，现脾胃症，犹属稍轻。腹胀不渴，脾寒也，故以草果温太阴独胜之寒，辅以厚朴消胀。呕水者，胃寒也，故以生姜降逆，辅以茯苓渗湿而养正。蜀漆乃常山苗，其性急走疟邪，导以桂枝，外达太阳也。

温脾汤方（苦辛温里法）

草果二钱　桂枝三钱　生姜五钱　茯苓五钱　蜀漆三钱，炒　厚朴三钱水五杯，煮取两杯，分二次温服。

六十一、少阴三疟，久而不愈，形寒嗜卧，舌淡脉微，发时不渴，气血两虚，扶阳汤主之。

《疟论篇》：黄帝问曰：时有间二日，或至数日发，或渴或不渴，其故何也？岐伯曰：其间日者，邪气客于六腑，而有时与卫气相失，不能相得，故休数日乃作也。疟者，阴阳更胜也，或甚或不甚，故或渴或不渴。《刺疟篇》曰：足少阴之疟，令人呕吐甚，多寒热，热多寒少，欲闭户牖而处，其病难已。夫少阴疟，邪入至深，本难速已。三疟又系积重难反，与卫气相失之证，久不愈，其常也。既已久不愈矣，气也血也，有不随时日耗散也哉！形寒嗜卧，少阴本证，舌淡脉微不渴，阳微之象。故以鹿茸为君，峻补督脉。一者八脉丽于肝肾，少阴虚，则八脉亦虚。一者督脉总督诸阳，为卫气之根本。人参、附子、桂枝随鹿茸而峻补太阳，以实卫气；当归随鹿茸以补血中之气，通阴中之阳；单以蜀漆一味，急提难出之疟邪，随诸阳药努力奋争，由卫而出。阴脏阴证，故汤以扶阳为名。

扶阳汤（辛甘温阳法）

鹿茸五钱，生锉末，先用黄酒煎得　熟附子三钱　人参二钱　粗桂枝三钱　当归二钱　蜀漆三钱，炒黑

水八杯，加入鹿茸酒，煎成三小杯，日三服。

六十二、厥阴三疟，日久不已，劳则发热，或有痞结，气逆欲呕，减味乌梅圆法主之。

凡厥阴病甚，未有不犯阳明者。邪不深不成三疟，三疟本有难已之势，既久不已，阴阳两伤。劳则内发热者，阴气伤也；痞结者，阴邪也；气逆欲呕者，厥阴犯阳明，而阳明之阳将惫也。故以乌梅圆法之刚柔并用，柔以救阴，而顺厥阴刚脏之体，刚以救阳，而充阳明阳腑之体也。

减味乌梅圆法（酸苦为阴，辛甘为阳复法）

（以下方中多无分量，以分量本难预定，用者临时斟酌可也。）

半夏　黄连　干姜　吴萸　茯苓　桂枝　白芍　川椒炒黑　乌梅

按疟痢两门，日久不治，暑湿之邪，与下焦气血混处者，或偏阴偏阳，偏刚偏柔，或宜补宜

泻，宜通宜涩，或从太阴，或从少阴，或从厥阴，或护阳明，其证至杂至多，不及备载。本论原为温暑而设，附录数条于湿温门中者，以见疟痢之原起于暑湿，俾学者识得源头，使杂证有所统属，粗具规模而已。欲求美备，勤绎各家。

六十三、**酒客久痢，饮食不减，茵陈白芷汤主之。**

久痢无他证，而且能饮食如故，知其病之未伤脏真胃土，而在肠中也；痢久不止者，酒客湿热下注，故以风药之辛，佐以苦味入肠，芳香凉淡也。盖辛能胜湿而升脾阳，苦能渗湿清热，芳香悦脾而燥湿，凉能清热，淡能渗湿也，俾湿热去而脾阳升，痢自止矣。

茵陈白芷汤方（苦辛淡法）

绵茵陈　白芷　北秦皮　茯苓皮　黄柏　藿香

六十四、**老年久痢，脾阳受伤，食滑便溏，肾阳亦衰，双补汤主之。**

老年下虚久痢，伤脾而及肾，食滑便溏，亦系脾肾两伤。无腹痛、肛坠、气胀等证，邪少虚多矣。故以人参、山药、茯苓、莲子、芡实甘温而淡者补脾渗湿，再莲子、芡实水中之谷补土而不克水者也；以补骨、苁蓉、巴戟、菟丝、覆盆、萸肉、五味酸甘微辛者升补肾脏阴中之阳，而兼能益精气，安五脏者也。此条与上条当对看。上条以酒客久痢，脏真未伤，而湿热尚重，故虽日久，仍以清热渗湿为主；此条以老年久痢，湿热无多，而脏真已欠，故虽滞下不净，一以补脏固正，立法于此，亦可以悟治病之必先识证也。

双补汤方（复方也，法见注中）

人参　山药　茯苓　莲子　芡实　补骨脂　苁蓉　萸肉　五味子　巴戟天　菟丝子　覆盆子

六十五、久痢小便不通，厌食欲呕，加减理阴煎主之。

此由阳而伤及阴也。小便不通，阴液涸矣；厌食欲呕，脾胃两阳败矣。故以熟地、白芍、五味收三阴之阴，附子通肾阳，炮姜理脾阳，茯苓理胃阳也。按原方通守兼施，刚柔互用，而名理阴煎者，意在偏护阴也。熟地守下焦血分，甘草守中焦气分，当归通下焦血分，炮姜通中焦气分，盖气能统血，由气分之通及血分之守，此其所以为理也。此方去甘草、当归，加白芍、五味、附子、茯苓者，为其厌食欲呕也。若久痢阳不见伤，无食少欲呕之象，但阴伤甚者，又可以去刚增柔矣。用成方总以活泼流动，对症审药为要。

加减理阴煎方（辛淡为阳，酸甘化阴复法。凡复法，皆久病未可以一法了事者。）

熟地　白芍　附子　五味　炮姜　茯苓

六十六、久痢带瘀血，肛中气坠，腹中不痛，断下渗湿汤主之。

此涩血分之法也。腹不痛，无积滞可知，无积滞，故用涩也。然腹中虽无积滞，而肛门下坠，痢带瘀血，是气分之湿热久而入于血分。故重用樗根皮之苦燥湿，寒胜热，涩以断下，专入血分而涩血为君；地榆得先春之气，木火之精，去瘀生新；苍术、黄柏、赤苓、猪苓开膀胱，使气分之湿热由前阴而去，不致遗留于血分也；楂肉亦为化瘀而设；银花为败毒而然。

断下渗湿汤方（苦辛淡法）

樗皮根一两，炒黑　生茅术一钱　生黄柏一钱　地榆一钱五分，炒黑　楂肉三钱，炒黑　银花一

钱五分，炒黑　赤苓三钱　猪苓一钱五分

水八杯，煮成三杯，分三次服。

六十七、下痢无度，脉微细，肢厥，不进食，桃花汤主之。

此涩阳明阳分法也。下痢无度，关闸不藏；脉微细，肢厥，阳欲脱也。故以赤石脂急涩下焦，粳米合石脂堵截阳明，干姜温里而回阳，俾痢止则阴留，阴留则阳斯恋矣。

桃花汤（方法见温热下焦篇）

六十八、久痢，阴伤气陷，肛坠尻酸，地黄余粮汤主之。

此涩少阴阴分法也。肛门坠而尻脉痠，肾虚而津液消亡之象。故以熟地、五味补肾而酸甘化阴，余粮固涩下焦而痠可除，坠可止，痢可愈也。（按石脂、余粮皆系石药而性涩，桃花汤用石脂不用余粮，此则用余粮而不用石脂。盖石脂甘温，桃花温剂也；余粮甘平，此方救阴剂也，无取乎温而有取乎平也。）

地黄余粮汤方（酸甘兼涩法）

熟地黄　禹余粮　五味子

六十九、久痢伤肾，下焦不固，肠腻滑下，

纳谷运迟，三神丸主之。

此涩少阴阴中之阳法也。肠腻滑下，知下焦之不固；纳谷运迟，在久痢之后，不惟脾阳不运，而肾中真阳亦衰矣。故用三神丸温补肾阳，五味兼收其阴，肉果涩自滑之脱也。

三神丸方（酸甘辛温兼涩法，亦复方也）

五味子　补骨脂　肉果去净油

七十、久痢伤阴，口渴舌干，微热微咳，人参乌梅汤主之。

口渴微咳于久痢之后，无湿热客邪款证，故知其阴液太伤，热病液涸，急以救阴为务。

人参乌梅汤（酸甘化阴法）

人参　莲子炒　炙甘草　乌梅　木瓜　山药

按此方于救阴之中，仍然兼护脾胃。若液亏甚而土无他病者，则去山药、莲子，加生地、麦冬，又一法也。

七十一、痢久阴阳两伤，少腹肛坠，腰胯脊髀痿痛，由脏腑伤及奇经，参茸汤主之。

少腹坠，冲脉虚也；肛坠，下焦之阴虚也。腰，肾之府也；胯，肾之穴也（谓环跳）；脊，太阳夹督脉之部也；髀，阳明部也；俱痠痛者，由阴络而伤及奇经也。参补阳明，鹿补督脉，归、茴补冲脉，菟丝、附子升少阴，杜仲主腰痛，俾八脉有权，肝肾有养，而痛可止，坠可升提也。

按环跳本穴属胆，太阳少阴之络实会于此。

参茸汤（辛甘温法）

人参　鹿茸　附子　当归炒　茴香炒　菟丝子　杜仲

按此方虽曰阴阳两补，而偏于阳。若其人但坠而不腰脊痛，偏于阴伤多者，可于本方去附子，加补骨脂。又一法也。

七十二、久痢伤及厥阴，上犯阳明，气上撞心，饥不欲食，干呕腹痛，乌梅圆主之。

肝为刚脏，内寄相火，非纯刚所能折；阳明腑，非刚药不复其体。仲景厥阴篇中，列乌梅圆，治木犯阳明之吐蛔。自注曰：又主久痢方。然久痢之症不一，亦非可一概用之者也。叶氏于木犯阳明之疟痢，必用其法而化裁之，大抵柔则加白芍、木瓜之类，刚则加吴萸、香附之类，多不用桂枝、细辛、黄柏；其与久痢纯然厥阴见证，而无犯阳明之呕，而不食撞心者，则又纯乎用柔，是治厥阴久痢之又一法也。按泻心寒热并用，而乌梅圆则又寒热刚柔并用矣。盖泻心治胸膈间病，犹非纯在厥阴也，不过肝脉络胸耳。若乌梅圆则治厥阴，防少阳，护阳明之全剂。

乌梅圆方（酸甘辛苦复法，酸甘化阴，辛苦通降，又辛甘为阳，酸苦为阴。）

乌梅　细辛　干姜　黄连　当归　附子　蜀椒炒焦，去汗　桂枝　人参　黄柏

此乌梅圆本方也。独无论者，以前贤名注林立，兹不再赘。分量制法，悉载《伤寒论》中。

七十三、休息痢经年不愈，下焦阴阳皆虚，不能收摄，少腹气结，有似癥瘕，参芍汤主之。

休息痢者，或作或止，止而复作，故名休息，古称难治。所以然者，正气尚旺之人，即受暑、湿、水谷、血、食之邪太重，必日数十行，而为胀为痛，为里急后重等证，必不或作或辍也。其成休息证者，大抵有二，皆以正虚之故。一则正虚留邪在络，至其年月日时复发，而见积滞腹痛之实证者，可遵仲景凡病至其年月日时复发者当

下之例，而用少少温下法，兼通络脉，以去其隐伏之邪；或丸药缓攻，俟积尽而即补之；或攻补兼施，中下并治，此虚中之实证也。一则纯然虚证，以痢久滑泄太过，下焦阴阳两伤，气结似乎癥瘕，而实非癥瘕，舍温补其何从？故以参、苓、炙草守补中焦，参、附固下焦之阳，白芍、五味收三阴之阴，而以少阴为主，盖肾司二便也。汤名参芍者，取阴阳兼固之义也。

参芍汤方（辛甘为阳酸甘化阴复法）

人参　白芍　附子　茯苓　炙甘草　五味子

七十四、噤口痢，热气上冲，肠中逆阻似闭，腹痛在下尤甚者，白头翁汤主之。

此噤口痢之实证，而偏于热重之方也。

白头翁汤（方注见前）

七十五、噤口痢，左脉细数，右手脉弦，干呕腹痛，里急后重，积下不爽，加减泻心汤主之。

此亦噤口痢之实证，而偏于湿热太重者也。脉细数，湿热着里之象；右手弦者，木入土中之象也。故以泻心去守中之品，而补以运之，辛以开之，苦以降之。加银花之败热毒，楂炭之克血积，木香之通气积，白芍以收阴气，更能于土中拔木也。

加减泻心汤方（苦辛寒法）

川连　黄芩　干姜　银花　楂炭　白芍　木香汁。

七十六、噤口痢，呕恶不饥，积少痛缓，形衰脉弦，舌白不渴，加味参苓白术散主之。

此噤口痢邪少虚多，治中焦之法也。积少痛缓，则知邪少；舌白者，无热；形衰不渴，不饥不食，则知胃关欲闭矣；脉弦者，《金匮》谓弦则为减，盖谓阴精阳气俱不足也。《灵枢》谓：诸小脉者，阴阳形气俱不足，勿取以针，调以甘药也。仲景实本于此而作建中汤，治诸虚不足，为一切虚劳之祖方。李东垣又从此化出补中益气、升阳益气、清暑益气等汤，皆甘温除大热法，究不若建中之纯，盖建中以德胜，而补中以才胜者也。调以甘药者，十二经皆秉气于胃，胃复则十二经之诸虚不足，皆可复也。叶氏治虚多脉弦之噤口痢，仿古之参苓白术散而加之者，亦同诸虚不足，调以甘药之义，又从仲景、东垣两法化出，而以急复胃气为要者也。

加味参苓白术散方（本方甘淡微苦法，加则辛甘化阳，芳香悦脾，微辛以通，微苦以降也。）

人参二钱　白术一钱五分，炒焦　茯苓一钱五分　扁豆二钱，炒　薏仁一钱五分　桔梗一钱　砂仁七分，炒　炮姜一钱　肉豆蔻一钱　炙甘草五分

共为极细末，每服一钱五分，香粳米汤调服，日二次。

方论：参苓白术散原方，兼治脾胃而以胃为主者也，其功但止土虚无邪之泄泻而已。此方则通宣三焦，提上焦，涩下焦，而以醒中焦为要者也。参、苓、白术加炙草，则成四君矣。按四君以参、苓为胃中通药，胃者腑也，腑以通为补也；白术、炙草为脾经守药，脾者脏也，脏以守为补也。茯苓淡渗，下达膀胱，为通中之通；人参甘苦，益肺胃之气，为通中之守；白术苦能渗湿，为守中之通；甘草纯甘，不兼他味，又为守中之守也。合四君为脾胃两补之方。加扁豆、薏仁以补肺胃之体；炮姜以补脾肾之用；桔梗从上焦开提清气；砂仁、肉蔻从下焦固涩浊气，二物皆芳

香能涩滑脱，而又能通下焦之郁滞，兼醒脾阳也。
为末，取其留中也。引以香粳米，亦以其芳香悦
土，以胃所喜为补也。上下斡旋，无非冀胃气渐
醒，可以转危为安也。

**七十七、噤口痢，胃关不开，由于肾关不开
者，肉苁蓉汤主之。**

此噤口痢邪少虚多，治下焦之法也。盖噤口
日久，有责在胃者，上条是也；亦有由于肾关不
开，而胃关愈闭者，则当以下焦为主。方之重用
苁蓉者，以苁蓉感马精而生，精血所生之草而有
肉者也。马为火畜，精为水阴，禀少阴水火之气
而归于太阴坤土之药，其性温润平和，有从容之
意，故得从容之名，补下焦阳中之阴有殊功。《本
经》称其强阴益精，消癥瘕。强阴者，火气也；
益精者，水气也。癥瘕乃气血积聚有形之邪，水
火既济，中土气盛而积聚自消。兹以噤口痢阴阳
俱损，水土两伤，而又滞下之积聚未清，苁蓉乃
确当之品也；佐以附子补阴中之阳，人参、干姜
补土，当归、白芍补肝肾，芍用桂制者，恐其呆
滞，且束入少阴血分也。

肉苁蓉汤（辛甘法）

肉苁蓉一两，泡淡　附子二钱　人参二钱　干姜炭二钱　当归二钱　白芍三钱，肉桂汤浸炒

水八杯，煮取三杯，分三次缓缓服，胃稍开，再作服。

秋　燥

七十八、燥久伤及肝肾之阴，上盛下虚，昼凉夜热，或干咳，或不咳，甚则痉厥者，三甲复脉汤主之，定风珠亦主之，专翁大生膏亦主之。

〔眉〕此方不专治前证也，凡上实下虚，肾液不足，及妇人血海枯干，八脉伤损等证，皆可以此治之，其用宏矣。

肾主五液而恶燥，或由外感邪气久羁而伤及肾阴，或不由外感而内伤至燥，均以培养津液为主。肝木全赖肾水滋养，肾水枯竭，肝断不能独治，所谓乙癸同源，故肝肾并称也。三方由浅入深，定风浓于复脉，皆用汤，从急治。专翁取乾坤之静，多用血肉之品，熬膏为丸，从缓治。盖下焦深远，草木无情，故用有情缓治。再暴虚易

复者，则用二汤；久虚难复者，则用专翕。专翕之妙，以下焦丧失皆腥臭脂膏，即以腥臭脂膏补之，较之丹溪之知柏地黄，云治雷龙之火而安肾燥。明眼自能辨之。盖凡甘能补，凡苦能泻，独不知苦先入心，其化以燥乎！再雷龙不能以刚药直折也，肾水足则静，自能安其专翕之性。肾水亏则动而燥，因燥而躁也。善安雷龙者，莫如专翕，观者察之。

三甲复脉汤、定风珠（并见前）

专翕大生膏（酸甘咸法）

人参二斤，无力者以制洋参代之　茯苓二斤　龟板一斤，另熬胶　乌骨鸡一对　鳖甲一斤，另熬胶　牡蛎一斤　鲍鱼二斤　海参二斤　白芍二斤　五味子半斤　麦冬二斤，不去心　羊腰子八对　猪脊髓一斤　鸡子黄二十圆　阿胶二斤　莲子二斤　芡实三斤　熟地黄三斤　沙苑蒺藜一斤　白蜜一斤　枸杞子一斤，炒黑

上药分四铜锅（忌用铁器搅，用铜勺），以有情归有情者二，无情归无情者二。文火细炼六昼夜，去渣，再熬三昼夜，陆续合为一锅，煎炼成膏，

末下三胶，合蜜和匀，以方中有粉无汁之茯苓、白芍、莲子、芡实为细末，合膏为丸。每服二钱，渐加至三钱，日三服，约一日一两，期年为度。每殒胎必三月，肝虚而热者加天冬一斤，桑寄生一斤，同熬膏，再加鹿茸二十四两为末。（本方以阴生于八，成于七，故用三七二十一之奇方，守阴也。加方用阳生于七，成于八，三八二十四之偶方，以生胎之阳也。古法通方多用偶，守法多用奇，阴阳互也。）

　　徵　此集始于银翘散之清芬，终于专翕膏之浊臭。本乎天者亲上，本乎地者亲下，则各从其类也。后之览者，亦可以悟三焦大意矣。

卷四 杂说

汗 论

汗也者，合阳气阴精蒸化而出者也。《内经》云：人之汗，以天地之雨名之。盖汗之为物，以阳气为运用，以阴精为材料。阴精有余，阳气不足，则汗不能自出，不出则死；阳气有余，阴精不足，多能自出，再发则痉，痉亦死；或熏灼而不出，不出亦死也。其有阴精有余，阳气不足，又为寒邪肃杀之气所搏，不能自出者，必用辛温味薄急走之药，以运用其阳气，仲景之治伤寒是也。《伤寒》一书，始终以救阳气为主。其有阳气有余，阴精不足，又为温热升发之气所铄，而汗自出，或不出者，必用辛凉以止其自出之汗，用甘凉甘润培养其阴精为材料，以为正汗之地，本论之治温热是也。本论始终以救阴精为主，此伤寒所以不可不发汗，温热病断不可发汗之大较也。

眉 阴阳配对，疏发致汗之由与不汗之由，可汗之由与不可汗之由。二千余年以来，不断之疑案，至今始定。唐宋以来，多昧于此，是以人各著一伤寒书，而病温热者之祸亟矣。呜呼！天道欤！抑人事欤！

方中行先生或问六气论

原文云：或问天有六气，风、寒、暑、湿、燥、火，风、寒、暑、湿，经皆揭病出条例以立论，而不揭燥、火，燥、火无病可论乎？曰：《素问》言春伤于风，夏伤于暑，秋伤于湿，冬伤于寒者，盖以四气之在四时，各有专令，故皆专病也。燥、火无专令，故不专病，而寄病于百病之中。犹土无正位，而寄王于四时辰戌丑未之末。不揭者，无病无燥、火也。愚按此论，牵强臆断，不足取信，盖信经太过则凿之病也。春风，夏火，长夏湿土，秋燥，冬寒，此所谓播五行于四时也。经言先夏至为病温，即火之谓；夏伤于暑，指长夏中央土而言也；秋伤于湿，指初秋而言，乃上令湿土之气，流行未尽。盖天之行令，每微于令之初，而盛于令之末；至正秋伤燥，想代远年湮，脱简故耳。喻氏补之诚是，但不当硬改经文，已详论于下焦寒湿第四十七条中。今乃以土寄王四时比燥、火，则谬甚矣。夫寄王者，湿土也，岂燥、火哉！以先生之高明，而十六气乃昧昧焉，亦千虑之失矣。

伤寒注论

仲祖《伤寒论》，诚为金科玉律，奈注解甚难。盖代远年湮，中间不无脱简，又为后人妄增，断不能起仲景于九泉而问之，何条在先，何条在后，何处尚有若干文字，何处系后人伪增，惟有阙疑阙殆，择其可信者而从之，不可信者而考之已尔。创斯注者，则有林氏、成氏，大抵随文顺解，不能透发精义，然创始实难，不为无功。有明中行方先生，实能苦心力索，畅所欲言，溯本探微，阐幽发秘，虽未能处处合拍，而大端已具。喻氏起而作《尚论》，补其阙略，发其所未发，亦诚仲景之功臣也。然除却心解数处，其大端亦从方论中来，不应力诋方氏。北海林先生刻方氏前条辨，附刻《尚论篇》，历数喻氏僭窃之罪，条分而畅评之。喻氏之后，又有高氏，注《尚论》发明，亦有心得可取之处，其大端暗窃方氏，明尊喻氏，而又力诋喻氏，亦如喻氏之于方氏也。北平刘觉莼先生起而证之，亦如林北海之证《尚论》者然，公道自在人心也。其他如郑氏、程氏之后条辨，无足取者，明眼人自识之。舒驰远之《集注》，一以喻氏为主，兼引程郊倩之后条辨，杂以及门之论断，若不知有方氏之前条辨者，遂以喻氏窃方氏之论，直谓为喻氏书矣。此外有沈目南注、张隐庵集注、程云来集注，皆可阅。至慈溪柯韵伯注《伤寒论》，著《来苏集》，聪明才辨，不无发明，可供采择；然其自序中谓大青龙一证，方、喻之注大错，目之曰郑声，曰杨墨，及取三注对勘，虚中切理，而细绎之，柯注谓风有阴阳，汗出脉缓之桂枝证，是中鼓动之阳风；汗不出、脉紧、烦躁之大青龙证，是中凛冽之阴风。试问中鼓之阳风者，而主以桂枝辛甘温法，置《内经》风淫于内、治以辛凉、佐以苦甘之正法于何地？仲景自序云撰用《素问》《九卷》，反背《素问》而立法耶？且以中鼓动之阳风者，主以甘温之桂枝，中凛冽之阴风者，反主以寒凉之石膏，有是理乎？其注烦躁，又曰热淫于内，则心神烦扰；风淫于内，故手足躁乱（方先生原注：风为烦，寒则躁）。既曰凛冽阴风，又曰热淫于内，有是理乎？种种矛盾，不可枚举。方氏立风伤卫，寒伤营，风寒两伤营卫，吾不敢谓即仲景之本来面目；然欲使后学眉目清楚，不为无见。如柯氏之所序，亦未必即仲景之心法而高于方氏也。其删改原文处，多逞臆说，不若方氏之纯正矣。且方氏创通大义，其功不可没也。喻氏、高氏、柯氏三子之于方氏，补偏救弊，其卓识妙悟，不无可取，而独恶其自高己见，各立门户，务掩前人之善耳。后之学者，其各以明道济世为急，毋以争名竞胜为心，民生幸甚。眉仁人之言，其利溥哉。

　　汪分风寒营卫三法，始于成氏，未为甚非。至方氏始各立疆界，喻氏并将温病小儿分为三法，则愈失愈远矣。

风 论

《内经》曰：风为百病之长。又曰：风者善行而数变。夫风何以为百病之长乎？《大易》曰：元者，善之长也。盖冬至四十五日以后，夜半少阳起而立春，于立春前十五日交大寒节，而厥阴风木行令，所以疏泄一年之阳气，以布德行仁，生养万物者也，故王者功德既成以后，制礼作乐，舞八佾而宣八风，所谓四时和，八风理，而民不夭折。风非害人者也，人之腠理密而精气足者，岂以是而病哉！而不然者，则病斯起矣。以天地生生之具，反为人受害之物，恩极大而害亦广矣。盖风之体不一，而风之用有殊。春风自下而上，夏风横行空中，秋风自上而下，冬风刮地而行。其方位也，则有四正四隅，此方位之合于四时八节也。立春起艮方，从东北隅而来，名之曰条风，八节各随其方而起，常理也。如立春起坤方，谓之冲风，又谓之虚邪贼风，为其乘月建之虚，则其变也。春初之风，则夹寒水之母气；春末之风，则带火热之子气；夏初之风，则木气未尽，而炎火渐生；长夏之风，则夹暑气、湿气、木气（未为木库），大雨而后暴凉，则夹寒水之气；久晴不雨，以其近秋也，而先行燥气，是长夏之风，无所不兼，而人则无所不病矣。初秋则湿气，季秋则兼寒水之气，所以报冬气也。初冬犹兼燥金之气，正冬则寒水本令，而季冬又报来春风木之气，纸鸢起矣。再由五运六气而推，大运如甲己之岁，其风多兼湿气；一年六气中，客气所加何气，则风亦兼其气而行令焉。然则五运六气非风不行，风也者，六气之帅也，诸病之领袖也，故曰百病之长也。其数变也奈何？如夏日早南风，少移时则由西而北而东，方南风之时则晴而热，由北而东则雨而寒矣。四时皆有早暮之变，不若夏日之数而易见耳。夫夏日曰长曰化，以盛万物也，而病亦因之而盛。《阴符》所谓害生于恩也。无论四时之风，皆带凉气者，木以水为母也；转化转热者，木生火也；且其体无微不入，其用无处不有，学者诚能体察风之体用，而于六淫之病，思过半矣。前人多守定一桂枝，以为治风之祖方，下此则以羌、防、柴、葛为治风之要药，皆未体风之情与《内经》之精义者也。桂枝汤在《伤寒》书内，所治之风，风兼寒者也，治风之变法也。若风之不兼寒者，则从《内经》风淫于内，治以辛凉，佐以苦甘，治风之正法也。以辛凉为正而甘温为变者何？风者，木也，辛凉者，金气，金能制木故也。风转化转热，辛凉苦甘则化凉气也。

医书亦有经子史集论

儒书有经子史集，医书亦有经子史集。《灵枢》《素问》《神农本经》《难经》《伤寒论》《金匮玉函经》，为医门之经；而诸家注论、治验、类案、本草、方书等，则医之子、史、集也。经细而子、史、集粗，经纯而子、史、集杂，理固然也。学者必不可不尊经，不尊经则学无根柢，或流于异端；然尊经太过，死于句下，则为贤者过之。《孟子》所谓尽信书则不如无书也。不肖者不知有经，仲景先师所谓各承家技，终始顺旧，省疾问病，务在口给，相对斯须，便处汤药，自汉

时而已然矣，遑问后世，此道之所以常不明而常
不行也。

本论起银翘散论

本论第一方用桂枝汤者，以初春余寒之气未
消。眉此是初春畏寒之症，即以桂枝鼓动微阳。虽
曰风温（系少阳之气），少阳紧承厥阴，厥阴根乎
寒水，初起恶寒之证尚多，故仍以桂枝为首，犹
时文之领上文来脉也。本论方法之始，实始于银
翘散。

汪温病首桂枝，宗仲景也。再按初春少阳主令，柴
胡证亦时有，果诊候确当，亦当用之。本论不载者，以
世俗多妄以柴胡通治四时杂感，故不欲相混，恐致伤
寒、温病界限不清耳。

吴按：六气播于四时，常理也。诊病者，要
知夏日亦有寒病，冬日亦有温病，次年春夏尚有
上年伏暑，错综变化，不可枚举，全在测证的确。
本论凡例内云：除伤寒宗仲景法外，俾四时杂感，
朗若列眉。后世学者，察证之时，若真知确见其

为伤寒，无论何时，自当仍宗仲景；若真知六气中为何气，非伤寒者，则于本论中求之。上焦篇辨伤寒温暑疑似之间最详。

本论粗具规模论

本论以前人信经太过，（经谓热病者，皆伤寒之类也；又以《伤寒论》为方法之祖，故前人遂于伤寒法中求温热，中行且犯此病。）混六气于一《伤寒论》中，治法悉用辛温，其明者亦自觉不合，而未能自立模范。瑭哀道之不明，人之不得其死，不自揣度而作是书，非与人争名，亦毫无求胜前贤之私心也。至其序论采录处，粗陈大略，未能精详，如暑证中之大顺散、冷香饮子、浆水散之类，俱未收录，一以前人已有，不必屋上架屋，一以卷帙纷繁，作者既苦目力无多，观者反畏繁而不览。是以本论不过粗具三焦六淫之大概规模而已。惟望后之贤者，进而求之，引而伸之，斯愚者之大幸耳。

寒疫论

世多言寒疫者，究其病状，则憎寒壮热，头痛骨节烦疼，虽发热而不甚渴，时行则里巷之中，病俱相类，若役使者然，非若温病之不甚头痛、骨痛而渴甚，故名曰寒疫耳。盖六气寒水司天在泉，或五运寒水太过之岁，或六气中加临之客气为寒水，不论四时，或有是证。其未化热而恶寒之时，则用辛温解肌；既化热之后，如风温证者，则用辛凉清热，无二理也。眉微寒疫颇类伤寒，但脉不甚紧，亦不数而缓，间亦有口渴、便秘、耳聋者。

伪病名论

病有一定之名，近有古无今有之伪名，盖因俗人不识本病之名而伪造者，因而乱治，以致误人性命。如滞下，肠澼，便下脓血，古有之矣，今则反名曰痢疾。盖利者，滑利之义，古称自利者，皆泄泻通利太过之证也；滞者，淤涩不通之

象。二义正相反矣。然治法尚无大疵谬也。至妇
人阴挺、阴蚀、阴痒、阴菌等证，古有明文，大
抵多因于肝经郁结，湿热下注，浸淫而成。近日
北人名之曰瘤。历考古文，并无是字，焉有是病！
而治法则用一种恶劣妇人，以针刺之，或用细钩
勾之，利刀割之，十割九死，哀哉！眉即或不死，
而已割复发，此生非割不行，竟委身于恶妇，岂亦宿
孽使然欤！其或间有一二刀伤不重，去血不多，病
本轻微者，得愈，则恣索重谢。试思前阴乃肾之
部，肝经蟠结之地，冲任督三脉由此而分走前后，
岂可肆用刀钩之所。甚则肝郁胁痛，经闭寒热等
证，而亦名之曰瘤，无形可割，则以大针针之。在
妇人犹可借口曰：妇人隐疾，以妇人治之。甚至
数岁之男孩，痔疮、疝、瘕、痦疾，外感之遗邪，
总而名之曰瘤，而针之，割之，更属可恶。在庸
俗乡愚信而用之，犹可说也；竟有读书明理之文
人，而亦为之蛊惑，不亦怪哉！又如暑月中恶腹
痛，若霍乱而不得吐泻，烦闷欲死，阴凝之痧证
也，治以苦辛芳热则愈，成霍乱则轻，论在中焦
寒湿门中，乃今世相传谓之痧证，又有绞肠痧、

乌痧之名，遂至方书中亦有此等名目矣。俗治以
钱刮关节，使血气一分一合，数分数合而阳气行，
行则通，通则痞开痛减而愈。但愈后周十二时不
可饮水，饮水得阴气之凝，则留邪在络，遇寒或
怒（动厥阴），则不时举发，发则必刮痧也。是则
痧固伪名，刮痧乃通阳之法，虽流俗之治，颇能
救急，犹可也。但禁水甚难，最易留邪。无奈近
日以刮痧之法刮温病，夫温病阳邪也，刮则通阳
太急，阴液立见消亡，虽后来医治得法，百无一
生。吾亲见有痉而死者，有痒不可忍而死者，庸
俗之习，牢不可破，岂不哀哉！此外伪名妄治颇
多，兹特举其尤者耳。若时医随口捏造伪名，南
北皆有，不胜指屈矣。呜呼！名不正，必害于事，
学者可不察乎！眉 有以为伪名相传者，亦有不知其证
而随口捏造者，外科尤甚。

温病起手太阴论

四时温病，多似伤寒；伤寒起足太阳，今谓
温病起手太阴，何以手太阴亦主外感乎？手太阴

之见证，何以大略似足太阳乎？手足有上下之分，阴阳有反正之义，庸可混乎！《素问·平人气象论》曰：脏真高于肺，以行营卫阴阳也。《伤寒论》中，分营分卫，言阴言阳，以外感初起，必由卫而营，由阳而阴。足太阳如人家大门，由外以统内，主营卫阴阳；手太阴为华盖，三才之天，由上以统下，亦由外以包内，亦主营卫阴阳，故大略相同也。眉微外以统内，犹城郭之于宫室；上以统下，犹冠冕之于裳履，二者相似略同。大略相同也，大虽同而细终异，异者何？如太阳之窍主出，太阴之窍兼主出入，太阳之窍开于下，太阴之窍开于上之类。学者须于同中求异，异中验同，同异互参，真诠自见。

微昔贤有云：伤寒传足不传手。是说也，举世莫明其故，考诸《阴阳别论》，三阳三阴之脉皆起于足，不起于手。人之伤于寒也，每伤于太阳寒水之地气，故其应于人身也，足先受之。太阳根起于至阴，其穴在足小指之外侧；阳明根起于厉兑，其穴在足大指、次指之端；少阳根起于窍阴，其穴在足小指次指之端；太阴根起于隐白，其穴在足大指之端；少阴根起于涌泉，其穴在足心下踌指宛宛中；厥阴根起于大敦，其穴在足大指三毛中。其行于周身也，三阳脉行于表，三阴脉行于里，外为阳，内为阴，背为阳，腹为阴。伤寒由表入里，由浅入深，以次相传，必然之势。惟其足先受也，其病侧重在足，自不传于手经。不然，岂有一人之身，截而为二之理，而六气之邪，又有所偏向哉！若赵氏《医贯》中，直将三阳三阴传经之说，一概抹煞，并不分伤寒、温病，惟以一逍遥散主治，又不免师心悖经之弊。以上所云，盖指冬月之正伤寒也。初春去冬未远，寒水之气尚在；至若四时伤寒，虽非寒水之气，而亦不免于浊阴之地气，诚不若温病所受，受于身半以上，多从鼻孔而入。盖身半以上主天气，肺开窍于鼻，亦天气也。

燥气论

前三焦篇所序之燥气，皆言化热伤津之证，治以辛甘微凉（金必克木，木受克，则子为母复仇，火来胜复矣），未及寒化。盖燥气寒化，乃燥气之正，《素问》谓阳明所至为清劲是也。《素问》又谓燥极而泽。（土为金母，水为金子也。）本论多类及于寒湿、伏暑门中，如腹痛、呕吐之类，经谓燥淫所胜，民病善呕，心胁痛，不能转侧者是也。治以苦温，《内经》治燥之正法也。前人有六气之中，惟燥不为病之说。盖以燥统于寒，（吴氏《素问》注云：寒统燥湿，暑统风火，故云寒暑六入也。）而近于寒，凡见燥病，只以为寒，而不知其为燥也。合六气而观之，余俱主生，独燥主杀，岂不为病者乎！细读《素问》自知。再前三篇原为温病而设，而类及于暑温、湿温，其于伏暑、湿温门中，尤必三致意者，盖以秋日暑湿踞于内，新凉燥气加于外，燥湿兼至，最难界限清楚，稍不确当，其败坏不可胜言。经谓粗工治病，湿证未已，燥证复起，盖谓此也。（湿有兼热兼寒，暑有兼风兼燥，燥有寒化热化。先将暑、湿、燥分开，再将寒热辨明，自有准的。）

外感总数论

天以六气生万物，其错综变化无形之妙用，

愚者未易窥测，而人之受病，即从此而来。近人止知六气太过曰六淫之邪，《内经》亦未穷极其变。夫六气伤人，岂界限清楚毫无兼气也哉！以六乘六，盖三十六病也。夫天地大道之数，无不始于一，而成于三，如一三为三，三三如九，九九八十一，而黄钟始备。六气为病，必再以三十六数，乘三十六，得一千二百九十六条，而外感之数始穷。此中犹不兼内伤，若兼内伤，则靡可纪极矣。呜呼！近人凡见外感，主以一柴葛解肌汤，岂不谬哉！

治病法论

治外感如将，（兵贵神速，机圆法活，去邪务尽，善后务细，盖早平一日，则人少受一日之害。）治内伤如相。（坐镇从容，神机默运，无功可言，无德可见，而人登寿域。）治上焦如羽，（非轻不举。）治中焦如衡，（非平不安。）治下焦如权。（非重不沉。）

吴又可温病禁黄连论

唐宋以来，治温热病者，初用辛温发表，见病不为药衰，则恣用苦寒，大队芩、连、知、柏，愈服愈燥，河间且犯此弊。盖苦先入心，其化以燥，燥气化火，反见齿板黑，舌短黑，唇裂黑之象，火极而似水也。吴又可非之诚是，但又不识苦寒化燥之理，以为黄连守而不走，大黄走而不守。夫黄连不可轻用，大黄与黄连同一苦寒药，迅利于黄连百倍，反可轻用哉？余用普济消毒饮于温病初起，必去芩、连，畏其入里而犯中下焦也。于应用芩、连方内，必大队甘寒以监之，但令清热化阴，不令化燥。如阳亢不寐，火腑不通等证，于酒客便溏频数者，则重用之。湿温门则不惟不忌芩、连，仍重赖之，盖欲其化燥也。语云：药用当而通神。医者之于药，何好何恶，惟当之是求。

汪 王太仆曰：大热而甚，寒之不寒，是无水也。苦寒者，寒之也；甘寒者，壮水之主，以制阳光也。

风温、温热气复论

仲景谓腰以上肿当发汗，腰以下肿当利小便，盖指湿家风水、皮水之肿而言。又谓无水虚肿，当发其汗，盖指阳气闭结而阴不虚者言也。若温热大伤阴气之后，由阴精损及阳气，愈后阳气暴复，阴尚亏欠之至，岂可发汗利小便哉！吴又可于气复条下，谓血乃气之依归，气先血而生，无所依归，故暂浮肿，但静养节饮食自愈。余见世人每遇浮肿，便与淡渗利小便方法，岂不畏津液消亡而成三消证，快利津液为肺痈肺痿证，与阴虚、咳嗽身热之劳损证哉！余治是证，悉是复脉汤，重加甘草，只补其未足之阴以配其已复之阳，而肿自消。千治千得，无少差谬，敢以告后之治温热气复者。暑温、湿温不在此例。

治血论

人之血，即天地之水也，在卦为坎。（坎为血卦。）治水者，不求之水之所以治，而但曰治水，吾未见其能治也。盖善治水者，不治水而治气。⬛眉名言不刊。坎之上下两阴爻，水也；坎之中阳，气也；其原分自乾之中阳。乾之上下两阳，臣与民也；乾之中阳，在上为君，在下为师；天下有君师，各行其道于天下，而彝伦不叙者乎？天下有彝论攸叙，而水不治者乎？此《洪范》所以归本皇极，而与《禹贡》相为表里者也。故善治血者，不求之有形之血，而求之无形之气。盖阳能统阴，阴不能统阳；气能生血，血不能生气。倘气有未和，如男子不能正家而责之无知之妇人，不亦拙乎！至于治之之法，上焦之血责之肺气，或心气；中焦之血责之胃气，或脾气；下焦之血责之肝气、肾气、八脉之气。治水与血之法，间亦有用通者，开支河也；有用塞者，崇堤防也。然皆已病之后，不得不与治其末；而非未病之先，专治其本之道也。

　　⬛汪血虚者，补其气而血自生；血滞者，调其气而血自通；血外溢者，降其气而血自下；血内溢者，固其气而血自止。

九窍论

人身九窍，上窍七，下窍二，上窍为阳，下窍为阴，尽人而知之也。其中阴阳奇偶生成之妙谛，《内经》未言，兹特补而论之。阳窍反用偶，阴窍反用奇。上窍统为阳，耳目视听，其气清为阳；鼻嗅口食，其气浊则阴也。耳听无形之声，为上窍阳中之至阳，中虚而形纵，两开相离甚远。目视有形之色，为上窍阳中之阴，中实而横，两开相离较近。鼻嗅无形之气，为上窍阴中之阳，虚而形纵，虽亦两窍，外则仍统于一。口食有形之五味，为上窍阴中之阴，中又虚又实，有出有纳，而形横，外虽一窍，而中仍二。合上窍观之，阳者偏，阴者正，土居中位也；阳者纵，阴者横，纵走气而横走血，血阴而气阳也。虽曰七窍，实则八也，阳窍外阳（七数）而内阴（八数），外奇而内偶，阳生于七，成于八也。生数，阳也；成数，阴也。阳窍用成数，七、八成数也。下窍能生化之前阴，阴中之阳也：外虽一窍而内实二，阳窍用偶也。后阴但主出浊，为阴中之至阴，内外皆一而已，阴窍用奇也。合下窍观之，虽曰二窍，暗则三也。阴窍外阴（二数）而内阳（三数），外偶而内奇；阴窍用生数，二、三生数也。上窍明七，阳也；暗八，阴也。下窍明二，阴也；暗三，阳也。合上下窍而论之，明九，暗十一。十一者，一也；九为老，一为少，老成而少生也。九为阳数之终，一为阳数之始，始终上下，一阳气之循环也。开窍者，运阳气也。妙谛无穷，一互字而已。但互中之互，最为难识，余尝叹曰：修身者，是字难；格致者，互字难。

> 汪 此即阴阳互根之义，发明极精赅。

形体论

《内经》之论形体，头、足、腹、背、经络、脏腑详矣，而独未总论夫形体之大纲，不揣鄙陋补之。人之形体，顶天立地，端直以长，不偏不倚，木之象也。在天为元，在五常为仁。是天以仁付之人也，故使其体直，而麟凤龟龙之属莫与焉。孔子曰：人之生也，直；罔之生也，幸而免。篚篴戚施，直之对也。程子谓：生理本直。味"本"字之义，盖言天以本直之理，生此端直之形，人自当行公直之行也。眉以希贤希圣之心，行生物生人之道。人之形体，无鳞介毛羽，谓之倮虫。倮者，土也。土主信，是地以信付之人也。人受天之仁，受地之信，备健顺五常之德，而有精神魂魄，心意志思智虑，以行孝悌忠信，以期不负天地付畀之重，自别于麟凤龟龙之属。故孟子曰：万物皆备于我矣。又曰：惟圣人然后可以践行。《孝经》曰：天地之道，人为贵。人可不识人之形体以为生哉！医可不识人之形体以为治哉！

徴本论补《伤寒论》未备而作也。杂说一卷，又补篇中遗意，而欲拯流俗之弊，末作九窍、形体二论，总结全部，兼补《内经》之所缺，欲人见著知微，明体达用，即如九窍、形体，日在目前，犹且习焉不察，从未经人道破。甚矣！格致之难也。儒者不能格致，则无以穷理尽性以至于命，是负天之所生；医者不能格致，则无以处方用法，生物生人，日从事于轩岐之书，亦犹是瞑行而索途耳。盖人之自生，与生人之生，异出同原，皆赖此一点不忍之心为之，所谓仁也。论形体而归本于造化，见天地付畀甚重，不可不自重，而又望人甚重以重之。是篇也，兼形气名物理数而言，非若小家倚于一偏之论而已也，其不忍之心，为何如耶。

汪 杂说一篇，因本论有未备者，作此以纬之。虽偶及形体气血，大旨仍以发明本论，非泛言医理也。妇人、小儿各有专科，然自温病门径未清，因而产后惊风，急惊、慢惊之伪名，纷纭舛错，故作解产难、解儿难。痘疹之为证，仍与六气同治。痘虽原于胎毒，亦因六气而发，故并及之。盖温病门径不清，势必以他法妄治。然非诸证门径皆清，亦不能辨明温病，经云：知其要者，一言而终。是所望于学者之博学详说，而一以贯之矣。

卷五　解产难

解产难题词

　　天地化生万物，人为至贵，四海之大，林林总总，孰非母产。然则母之产子也，得天地、四时、日月、水火自然之气化，而亦有难云乎哉？曰：人为之也。产后偶有疾病，不能不有赖于医。无如医者不识病，亦不识药，而又相沿故习，伪立病名，或有成法可守者而不守，或无成法可守者而妄生议论，或固执古人一偏之论而不知所变通。种种遗患，不可以更仆数。夫以不识之药，处于不识之病，有不死之理乎？其死也，病家不知其所以然，死者更不知其所以然，而医者亦复不知其所以然。呜呼冤哉！璜目击神伤，作解产难。

产后总论

产后治法，前人颇多，非如温病混入伤寒论中，毫无尺度者也。奈前人亦不无间有偏见，且散见于诸书之中，今人读书不能搜求拣择，以致因陋就简，相习成风。兹特指出路头，学者随其所指而进步焉，当不歧于路矣。本论不及备录，古法之阙略者补之，偏胜者论之，流俗之坏乱者正之，治验之可法者表之。

产后三大证论一

产后惊风之说，由来已久，方中行先生驳之最详，兹不复议。《金匮》谓新产妇人有三病：一者病痉，二者病郁冒，三者大便难。新产血虚，多汗出，喜中风，故令人病痉；亡血复汗，故令郁冒；亡津液，胃燥，故大便难。产妇郁冒，其脉微弱，呕不能食，大便反坚，但头汗出，所以然者，血虚而厥，厥而必冒，冒家欲解，必大汗出，以血虚下厥，孤阳上出，故头汗出。所以产妇喜汗出者，亡阴血虚，阳气独盛，故当汗出，阴阳乃复。眉经所谓阴平阳秘，精神乃治也。大便坚，呕不能食，小柴胡汤主之。病解能食，七八日复发热者，此为胃实，大承气汤主之。按此论乃产后大势之全体也，而方则为汗出中风一偏之证而设，故沈目南谓仲景本意，发明产后气血虽虚，然有实证，即当治实，不可顾虑其虚，反致病剧也。

产后三大证论二

按产后亦有不因中风，而本脏自病郁冒、痉厥、大便难三大证者。盖血虚则厥，阳孤则冒，液短则大便难。冒者汗者，脉多洪大而芤；痉者厥者，脉则弦数。叶氏谓之肝风内动，余每用三甲复脉、大小定风珠及专翕大生膏而愈。（方法注论悉载下焦篇。）浅深次第，临时斟酌。

产后三大证论三

《心典》云：血虚汗出，筋脉失养，风入而益其劲，此筋病也；亡阴血虚，阳气遂厥，而寒复郁之，则头眩而目瞀，此神病也；胃藏津液而灌溉诸阳，亡津液胃燥，则大肠失其润而大便难，此液病也。三者不同，其为亡血伤津则一，故皆为产后所有之病。即此推之，凡产后血虚诸证，可心领而神会矣。按以上三大证，皆可用三甲复脉、大小定风珠、专翕膏主之。盖此六方，皆能润筋，皆能守神，皆能增液故也，但有浅深次第之不同耳。产后无他病，但大便难者，可与增液汤（方注并见中焦篇温热门）。以上七方，产后血虚液短，虽微有外感，或外感已去大半，邪少虚多者，便可选用，不必俟外感尽净而后用之也。再产后误用风药，误用辛温刚燥，致令津液受伤者，并可以前七方斟酌救之。余制此七方，实从《金匮》原文体会而来，用之无不应手而效，故敢以告来者。眉方出心血，悟从《金匮》，故能奏效如神，非若张氏之以羌活代麻黄也。

产后瘀血论

张石顽云：产后元气亏损，恶露乘虚上攻，眼花头眩，或心下满闷，神昏口噤，或痰涎壅盛者，急用热童便主之。或血下多而晕，或神昏烦乱，芎归汤加人参、泽兰、童便，兼补而散之。（此条极须斟酌，血下多而晕，血虚可知，岂有再用芎、归、泽兰辛窜走血中气分之品，以益其虚哉！其方全赖人参固之。然人参在今日，值重难办，方既不善，人参又不易得，莫若用三甲复脉、大小定风珠之为愈也，明者悟之。）又败血上冲有三：或歌舞谈笑，或怒骂坐卧，甚则逾墙上屋，此败血冲心，多死，用花蕊石散，或琥珀黑龙丹；如虽闷乱，不至癫狂者，失笑散加郁金。若饱闷呕恶腹满胀痛者，此败血冲胃，五积散或平胃加姜、桂；不应，送来复丹；呕逆腹胀，血化为水者，金匮下瘀血汤。若面赤，呕逆欲死，或喘急者，此败血冲肺，人参、苏木，甚则加芒硝荡涤之。大抵冲心者，十难救一，冲胃者，五死五生，冲肺者，十全一二。眉今所谓冲心者，皆冲胃也，冲心者，十不一见。又产后口鼻起黑色而鼻衄者，是胃气虚败而血滞也，急用人参、苏木，稍迟不救。愚按产后原有瘀血上冲等证，张氏论之详矣。产后瘀血实证，必有腹痛拒按情形，如果痛处拒按，轻者用生化汤，重者用回生丹最妙。盖回生丹以醋煮大黄，约入病所而不伤他脏，内多飞走有情食血之虫，又有人参护正，何瘀不破，何正能伤。近见产妇腹痛，医者并不问拒按喜按，一概以生化汤从事，甚至病家亦不延医，每至产后，必服生化汤十数帖，成阴虚劳病，可胜悼哉！余见古本《达生篇》中，生化汤方下注云：专治产后瘀血腹痛、儿枕痛，能化瘀生新也。方与病对，确有所据。近日刻本，直云治产后诸病，甚至有注产下即服者，不通已极，可恶可恨。再《达生篇》一书，大要教人静镇，待造化之自然，妙不可言，而所用方药，则未可尽信。如达生汤下，怀孕九月后服，多服尤妙，所谓天下本无事，庸人自扰之矣。岂有不问孕妇之身体脉象，一概投药之理乎！假如沉涩之脉，服达生汤则可，若流利洪滑之脉，血中之气本旺，血分温暖，何可再用辛走气乎？眉孕妇之脉，洪滑流利者无病，沉弦迟涩皆病也。必致产后下血过多而成痉厥矣。如此等不通之语，辨之不胜其辨，可为长太息也！

徵近时有保产无忧饮一方，不知起自何人？盛行都下，无论产前何病，一概用之。甚至有孕妇人，无病亦服之，名曰安胎，而药肆中即以此方，并生化汤，撮合现成，谓之官方药，治胎前产后一切病证，更觉可笑。

产后宜补宜泻论

朱丹溪云：产后当大补气血，即有杂病，从末治之；一切病多是血虚，皆不可发表。张景岳云：产后既有表邪，不得不解；既有火邪，不得不清；既有内伤停滞，不得不开通消导。不可偏执。如产后外感风寒，头痛身热，便实中满，脉紧数洪大有力，此表邪实病也。又火盛者，必热渴躁烦，或便结腹胀，口臭，舌焦黑，酷喜冷饮，眼眵尿痛，尿赤，脉洪滑，此内热实病也。又或因产过食，致停蓄不散，此内伤实病也。又或郁怒动肝，胸胁胀痛，大便不利，脉弦滑，此气逆实病也。又或恶露未尽，瘀血上冲，心腹胀满，疼痛拒按，大便难，小便利，此血逆实证也。遇此等实证，若用大补，是养虎为患，误矣。愚按二子之说，各有见地，不可偏废，亦不可偏听。如丹溪谓产后不可发表，仲景先师原有亡血禁汗之条，盖汗之则痉也。产后气血诚虚，不可不补，然杂证一概置之不问，则亦不可。张氏驳之，诚是。但治产后之实证，自有妙法，妙法为何？手挥目送是也。手下所治系实证，目中心中意中注定是产后。识证真，对病确，一击而罢；眉执其两端，用其中于民。治上不犯中，治中不犯下，目中清楚，指下清楚，笔下再清楚，治产后之能事毕矣。如外感自上焦而来，固云治上不犯中，然药反不可过轻，须用多备少，服法中病即已，外感已即复其虚，所谓无粮之兵，贵在速战；若畏产后虚怯，用药过轻，延至三四日后，反不能胜药矣。余治产后温暑，每用此法。如腹痛拒按则化瘀，喜按即补络，快如转丸，总要医者平日用功

参悟古书，临证不可有丝毫成见而已。眉胸中要有
成竹，临证时却不可先有成见。

产后六气为病论

产后六气为病，除伤寒遵仲景师外（孕妇伤
寒，后人有六合汤法），当于前三焦篇中求之。斟
酌轻重，或速去其邪，所谓无粮之师，贵在速战
者是也；或兼护其虚，一面扶正，一面驱邪。大
抵初起以速清为要，重证亦必用攻。余治黄氏温
热，妊娠七月，胎已欲动，大实大热，目突舌烂，
乃前医过于瞻顾所致，用大承气一服，热退胎安，
今所生子二十一岁矣。如果六气与痉瘛之因，皦
然心目，俗传产后惊风之说可息矣。

产后不可用白芍辨

朱丹溪谓产后不可用白芍，恐伐生生之气，
则大谬不然，但视其为虚寒、虚热耳。若系虚寒，
虽非产后，亦不可用，如仲景有桂枝汤去芍药法、

小青龙去芍药法。若系虚热，必宜用之收阴。后世不善读书者，古人良法不知守，此等偏谬处，偏牢记在心，误尽大事，可发一叹。按白芍花开春末夏初，禀厥阴风木之全体，得少阴君火之气化，炎上作苦，故气味苦平。（《本经》芍药并无酸字，但云苦平无毒，酸字，后世妄加者也。）主治邪气腹痛，除血痹，破坚积，寒热疝瘕，止痛，利小便，益气，岂伐生生之气者乎？使伐生气，仲景小建中汤，补诸虚不足而以之为君乎？张隐庵《本草崇原》中论之最详。眉仲祖方中，四逆散用之，当归四逆汤用之，真武汤亦用之。

　　徵产后之不用白芍，犹之乎产后之不用人参也。世俗医者云：不怕胎前一两，只怕产后一分，甚言产后之不用参也。余荆室素禀阳微，产后恶露亦少，忽而郁冒不知人，仆妇儿女环侍逾时，皆以为死，且唤且哭；余审视之，知其为阳气不复也，急以独参汤灌之乃苏，而其母家犹以为孟浪。甚矣！邪说之害，良可叹也！

产后误用归芎亦能致瘀论

当归、川芎，为产后要药，然惟血寒而滞者为宜，君血虚而热者，断不可用。盖当归秋分始开花，得燥金辛烈之气，香窜异常，甚于麻、辛，不过麻、辛无汁而味薄，当归多汁而味厚耳。用之得当，功力最速；用之不当，为害亦不浅。如亡血液亏，孤阳上冒等证，而欲望其补血，不亦愚哉！盖当归止能运血，衰多益寡，急走善窜，不能静守，误服致瘀，瘀甚则脱。川芎有车轮纹，其性更急于当归，盖物性之偏长于通者，必不长于守也。世人不敢用白芍，而恣用当归、川芎，何其颠倒哉！眉生化汤命名，全是以通为补之义。

产后当究奇经论

产后虚在八脉，孙真人创论于前，叶天士畅明于后，妇科所当首识者也。盖八脉丽于肝肾，如树木之有本也；阴阳交媾，胎前产后，生生化

化，全赖乎此。古语云：医道通乎仙道者，此其
大门也。<u>眉</u>如此，而后可读丹经。

下死胎不可拘执论

死胎不下，不可拘执成方而悉用通法，当求
其不下之故，参之临时所现之证若何，补偏救弊，
而胎自下也。余治一妇，死胎不下二日矣，诊其
脉则洪大而芤，问其证则大汗不止，精神恍惚欲
脱。余曰：此心气太虚，不能固胎，不问胎死与
否，先固心气，用救逆汤加人参，煮三杯，服一
杯而汗敛，服二杯而神清气宁，三杯未服而死胎
下矣。下后补肝肾之阴，以配心阳之用而愈。若
执成方而用平胃、朴硝，有生理乎？

催生不可拘执论

催生亦不可拘执一辙，阳虚者补阳，阴损者
翕阴，血滞者通血。余治一妇素日脉迟，而有癥
瘕寒积厥痛，余用通补八脉大剂丸料，服半载而

成胎，产时五日不下，是夕方延余诊视。余视其面青，诊其脉再至，用安边桂五钱，加入温经补气之品，作三杯，服二杯而生矣，亦未曾服第三杯也。眉不问其所以然之故，而惟事催生，若冬葵子、兔脑丸之类，遇此等证，何益哉。次日诊其脉涩，腹痛甚，拒按，仍令其服第三杯，又减其制，用一帖，下癥块长七八寸，宽二三寸。其人腹中癥块本有二枚，兹下其一，不敢再通矣。眉经所谓衰其大半而止，过则死也。仍用温通八脉由渐而愈。其他治验甚多，略举一二，以见门径耳。

产后当补心气论

产后心虚一证，最为吃紧。盖小儿禀父之肾气、母之心气而成，胞宫之脉，上系心包，产后心气十有九虚，故产后补心气亦大扼要。再水火各自为用，互相为体，产后肾液虚，则心体亦虚，补肾阴以配心阳，取坎填离法也。余每于产后惊悸脉芤者，用加味大定风珠，获效多矣。（方见温热下焦篇，即大定风珠，加人参、龙骨、浮小麦、茯神者。）产后一切外感，当于本论三焦篇中求之，再细参叶案则备矣。

产后虚寒虚热分别论治论

产后虚热，前则有三甲复脉三方，大小定风珠二方，专翕膏一方，增液汤一方。三甲、增液，原为温病善后而设；定风珠、专翕膏，则为产后虚损，无力服人参而设者也。古人谓产后不怕虚寒，单怕虚热。盖温经之药，多能补虚，而补虚之品，难以清热也。故本论详立补阴七法，所以补丹溪之未备。又立通补奇经丸，为下焦虚寒而设。又立天根月窟膏，为产后及劳伤下焦阴阳两伤而设也，乃从阳补阴、从阴补阳互法，所谓天根月窟间来往，三十六宫都是春也。

汪产后别有类白虎一证，大热、大汗、大渴，全似白虎，惟脉大而无力，东垣用补血汤治之，余用有验。盖此证本于劳役伤阳，不徒阴虚，此汤即从仲景羊肉汤化出也。

保胎论一

每殒胎五六月者，责之中焦不能荫胎，宜平日常服小建中汤；下焦不足者，天根月窟膏，蒸动命门真火，上蒸脾阳，下固八脉，真精充足，自能固胎矣。

汪 五六月堕胎者，用杜仲续断丸；脾虚甚者，加白术。三月堕胎者，用逍遥散加生地，热甚者加黄芩，亦能保胎。论中所立膏方，乃为虚损之甚，精血衰亏者设耳。眉 此书原补前人之未备，非谓全璧，学者参考可也。

保胎论二

每殒胎必三月者，肝虚而热，古人主以桑寄生汤。夫寄生临时保胎，多有鞭长莫及之患，且方中重用人参合天冬，岂尽人而能用者哉！莫若平时长服二十四味专翕膏（方见下焦篇秋燥门），轻者一料，即能大生；重者两料（滑过三四次者），

永不堕胎。每一料得干丸药二十斤，每日早中晚
服三次，每次三钱，约服一年。必须戒房事，毋
令速成胎方妙。盖肝热者成胎甚易，虚者又不能
保，速成速堕，速堕速成，尝见一年内二三次堕
者，不死不休，仍未曾育一子也。专翕纯静，翕
摄阳动之太过，（肝虚热易成易堕，岂非动之太过乎。）
药用有情者半，以补下焦精血之损；以洋参数斤
代人参，九制以去其苦寒之性，炼九日以合其纯
一之体，约费不过三四钱人参之价可办矣。愚制
二十一味专翕膏，原为产后亡血过多，虚不肯复，
痉厥心悸等证而设，后加鹿茸、桑寄生、天冬三
味，保三月殒胎三四次者，获效多矣，故敢以告
来者。

通补奇经丸方（甘咸微辛法）

鹿茸八两，力不能者，以嫩毛角代之　紫石英生
研极细，二两　龟板炙，四两　枸杞子四两　当归炒
黑，四两　肉苁蓉六两　小茴香炒黑，四两　鹿角胶
六两　沙苑蒺藜二两　补骨脂四两　人参力绵者以九
制洋参代之，人参用二两，洋参用四两　杜仲二两

上为极细末，炼蜜为丸，小梧子大，每服二

钱，渐加至三钱。大便溏者，加莲子、芡实、牡蛎各四两，以蒺藜、洋参熬膏法丸。淋带者，加桑螵蛸、菟丝子各四两。癥瘕久聚，少腹痛者，去补骨、蒺藜、杜仲，加肉桂、丁香各二两。

天根月窟膏方（酸甘咸微辛法，阴阳两补、通守兼施复法也）

鹿茸一斤　乌骨鸡一对　鲍鱼二斤　鹿角胶一斤　鸡子黄十六枚　海参二斤　龟板二斤　羊腰子十六枚　桑螵蛸一斤　乌贼骨一斤　茯苓二斤　牡蛎二斤　洋参三斤　菟丝子一斤　龙骨二斤　莲子三斤　桂圆肉一斤　熟地四斤　沙苑蒺藜二斤　白芍二斤　芡实二斤　归身一斤　小茴香一斤　补骨脂二斤　枸杞子二斤　肉苁蓉二斤　萸肉一斤　紫石英一斤　生杜仲一斤　牛膝一斤　萆薢一斤　白蜜三斤

上三十二味，熬如专翕膏法。用铜锅四口，以有情归有情者二，无情归无情者二，文火次第煎炼，取汁，另入一净锅内，细炼九昼夜成膏；后下胶、蜜，以方中有粉无汁之茯苓、莲子、芡实、牡蛎、龙骨、鹿茸、白芍、乌贼骨八味为极细末，和前膏为丸，梧子大。每服三钱，日三服。

此方治下焦阴阳两伤，八脉告损，急不能复，胃气尚健，（胃弱者不可与，恐不能传化重浊之药也。）无湿热证者；男子遗精滑泄，精寒无子，腰膝痠痛之属肾虚者；（以上数条，有湿热皆不可服也。）老年体瘦痹中，头晕耳鸣，左肢麻痹，缓纵不收，属下焦阴阳两虚者；（以上诸证有单属下焦阴虚者，宜专翁膏，不宜此方。）妇人产后下亏，淋带癥瘕，胞宫虚寒无子，数数殒胎，或少年生育过多，年老腰膝尻胯痠痛者。

卷六 解儿难

解儿难题词

儿曷为乎有难？曰：天时、人事为之也。难于天者一，难于人者二。天之大德曰生，曷为乎难儿也？曰：天不能不以阴阳五行化生万物，五行之运，不能不少有所偏，在天原所以相制，在儿任其气则生，不任其气则难，虽天亦无如何，此儿之难于天者也。其难于人者奈何？曰：一难于儿之父母，一难于庸陋之医。天下之儿皆天下父母所生，天下父母有不欲其儿之生者乎？曷为乎难于父母耶？曰：即难于父母欲其儿之生也。父母曰：人生于温，死于寒。故父母惟恐其儿之寒也。父母曰：人以食为天，饥则死。故父母惟恐其儿之饥也。天下之儿，得全其生者，此也；天下之儿，或受其难者，亦此也。谚有之曰：小儿无冻饿之患，有饱暖之灾。此发乎情，不能止乎义礼，止知以慈为慈，不知以不慈为慈，此儿之难于父母者也。天下之医，操生人之术，未有不欲天下之儿之生，未有不利天下之儿之生。天下之儿之难，未有不赖天下之医之有以生之也。然则医也者，所以补天与父母之不逮以生儿者也。曷为乎天下之儿，难于天下之医也？曰：天下若无医，则天下之儿难犹少，且难于天与父母无怨也。人受生于天与父母，即难于天与父母，又何怨乎？自天下之医愈多，斯天下之儿难愈广，以受生于天，于父母之儿，而难于天下之医，能无怨乎！曷为乎医愈多，而儿之难愈广也？曰：医也者，顺天之时，测气之偏，适人之情，体物之理，名也，物也，象也，数也，无所不通，而受之以谦，而后可以言医，尤必上与天地呼吸相通，下与小儿呼吸相通，而守之以诚，而后可以为医。奈何挟生人之名，为利己之术，不求岁气，不畏天和，统举四时，率投三法，毫无知识，囿于见闻，并不知察色之谓何？闻声之谓何？朝微夕甚之谓何？或轻或重之谓何？甚至一方之中，外自太阳，内至厥阴，既与发表，又与攻里，且坚执小儿纯阳之说，无论何气使然，一以寒凉为准，无论何邪为病，一以攻伐为先；谬造惊风之说，惑世诬民；妄为疳疾之丸，戕生伐性；天下之儿之难，宁有终穷乎？前代贤医，历有辨难，而未成书。瑭虽不才，愿解儿难。

儿科总论

古称难治者，莫如小儿，名之曰哑科。以其疾痛烦苦，不能自达；且其脏腑薄，藩篱疏，易于传变；肌肤嫩，神气怯，易于感触；其用药也，稍呆则滞，稍重则伤，稍不对证则莫知其乡，捉风捕影，转救转剧，转去转远。惟较之成人，无七情六欲之伤，外不过六淫，内不过饮食、胎毒而已。然不精于方脉、妇科，透彻生化之源者，断不能作儿科也。

汪 小儿但无色欲耳，喜怒悲恐，较之成人更专且笃，亦不可不察也。

俗传儿科为纯阳辨

古称小儿纯阳,此丹灶家言,谓其未曾破身耳,非盛阳之谓。小儿稚阳未允,稚阴未长者也。男子生于七,成于八;故八月生乳牙,少有知识;八岁换食牙,渐开智慧;十六而精通,可以有子;三八二十四岁真牙生(俗谓尽根牙)而精足,筋骨坚强,可以任事,盖阴气长而阳亦充矣。女子生于八,成于七;故七月生乳牙,知提携;七岁换食牙,知识开,不令与男子同席;二七十四而天癸至;三七二十一岁而真牙生,阴始足,阴足而阳充也,命之嫁。小儿岂盛阳者哉!俗谓女子知识恒早于男子者,阳进阴退故也。

儿科用药论

世人以小儿为纯阳也,故重用苦寒。夫苦寒药,儿科之大禁也。丹溪谓产妇用白芍,伐生生之气,不知儿科用苦寒,最伐生生之气也。小儿,春令也，东方也，木德也，其味酸甘。酸味人或知之，甘则人多不识。眉小儿每喜食酸甘，其理于此可悟。盖弦脉者，木脉也。经谓弦无胃气者死。胃气者，甘味也，木离土则死，再验之木实，则更知其所以然矣。木实惟初春之梅子，酸多甘少，其他皆甘多酸少者也。故调小儿之味，宜甘多酸少，如钱仲阳之六味丸是也。苦寒之所以不可轻用者何，炎上作苦，万物见火而化，苦能渗湿。人，倮虫也，体属湿土，湿淫固为人害，人无湿则死。故湿重者肥，湿少者瘦；小儿之湿，可尽渗哉！在用药者以为泻火，不知愈泻愈瘦，愈化愈燥。苦先入心，其化以燥也，而且重伐胃汁，直致痉厥而死者有之。小儿之火，惟壮火可减；若少火则所赖以生者，何可恣用苦寒以清之哉！故存阴退热为第一妙法，存阴退热，莫过六味之酸甘化阴也。惟湿温门中，与辛淡合用，燥火则不可也。余前序温热，虽在大人，凡用苦寒，必多用甘寒监之，惟酒客不禁。

儿科风药禁

近日行方脉者，无论四时所感为何气，一概羌、防、柴、葛。不知仲景先师，有风家禁汗，亡血家禁汗，湿家禁汗，疮家禁汗四条，皆为其血虚致痉也。然则小儿痉病，多半为医所造，皆不识六气之故。

痉因质疑

痉病之因，《素问》曰：诸痉项强，皆属于湿。此湿字，大有可疑，盖风字误传为湿字也。余少读方中行先生《痉书》，一生治病，留心痉证，觉六气皆能致痉。风为百病之长，六气莫不由风而伤人；所有痉病现证，皆风木刚强屈拗之象。湿性下行而柔，木性上行而刚，单一湿字，似难包得诸痉。且湿字与项强字即不对，中行《痉书》一十八条，除引《素问》《千金》二条，余十六条内，脉二条，证十四条，俱无湿字证据。

如脉二条，一曰：夫痉脉按之紧如弦，直上下行；二曰：《脉经》云：痉家，其脉伏坚，直上下。皆风木之象，湿之反面也。余十四条，风寒致痉居其十，风家禁下一条，疮家禁汗一条，新产亡血二条，皆无所谓湿也者。即《千金》一条，曰：太阳中风，重感于寒，湿则变痉也。上下文义不续，亦不可以为据。中行注云：痉，自《素问》以来，其见于《伤寒论》者，乃叔和所述《金匮》之略也；《千金》虽有此言，未见其精悉。可见中行亦疑之。眉汪方书首一条，引《金匮》太阳病发汗太多，因致痉。经但云发汗太多，并未言湿。方氏以汗多流漓为湿，有心牵合《素问》，未为真确。且刚痉无汗，何以亦谓之湿？方氏注此，亦觉难通而强为之说。又如水流漓，风去湿不去，乃湿家之禁，桂枝解肌，尚不欲大汗，若麻黄发汗，并无太过之禁。况本文汗多致痉，正以血虚之故，并非因汗而湿、因湿而痉，方中瓜蒌、桂枝、葛根等汤，亦无除湿之义。方氏立论，附会难通，后学勿为所误也。且《千金》一书，杂乱无章，多有后人羼杂，难以为据。《灵枢》《素问》二书，非神圣不能道，然多述于战国、汉人之笔，可信者十之八九，其不可信者一二；如其中多有后世官名、地名，岂轩岐逆料后世之语，而先言之哉？且代远年湮，不无脱简错误之处。瑭学述浅陋，不敢信此湿字，亦不敢直断其非，阙疑以俟来者。

〔汪〕古书甚少，除朝廷史志外，其余学术，皆师弟以口耳相传，至战国时始著之竹帛，如《内经》等书，后人或以为岐黄自作，或以后人伪托，皆非也。

湿痉或问

或问：子疑《素问》痉因于湿，而又谓六淫之邪皆能致痉，亦复有湿痉一条，岂不自相矛盾乎？曰：吾所疑者诸字、皆字，似湿之一字，不能包括诸痉，惟风可以该括一也；再者湿性柔，不能致强，初起之湿痉，必兼风而后成也。且俗名痉为惊风，原有急慢二条。所谓急者，一感即痉，先痉而后病；所谓慢者，病久而致痉者也。一感即痉者，只要认证真，用药确，一二帖即愈，易治也。病久而痉者，非伤脾阳，肝木来乘，即

伤胃汁、肝阴，肝风鸱张，一虚寒，一虚热，为
难治也。吾见湿因致痉，先病后痉者多，如夏月
小儿暑湿泄泻暴注，一昼夜百数十行，下多亡阴，
肝乘致痉之类。霍乱最能致痉，皆先病后痉者也。
当合之杂说中"风论"一条参看。以卒得痉病而
论，风为百病之长，六淫之邪，皆因风而入。以
久病致痉而论，其强直背反瘛疭之状，皆肝风内
动为之也。眉 瘛疭与瘈纵义同，方书云或瘈纵口张为
痉，俗作痓。似风之一字，可以包得诸痉。要知痉
者，筋病也，知痉之为筋病，思过半矣。

痉有寒热虚实四大纲论

六淫致痉，实证也；产妇亡血，病久致痉，
风家误下，温病误汗，疮家发汗者，虚痉也。风
寒、风湿致痉者，寒证也；风温、风热、风暑、
燥火致痉者，热痉也。（按此皆瘈证属火，后世统谓
之痉矣，后另有论。）俗称慢脾风者，虚寒痉也；本
论后述本脏自病者，虚热痉也。（亦系瘈证。）

小儿痉病瘛病共有九大纲论

寒 痉

仲景先师所述方法具在，但须对证细加寻绎。如所云太阳证，体强，几几然，脉沉迟之类。有汗为柔痉，为风多寒少，而用桂枝汤加法；无汗为刚痉，为寒痉，而用葛根汤，汤内有麻黄，乃不以桂枝立名，亦不以麻黄立名者，以其病已至阳明也。诸如此类，须平时熟读其书，临时再加谨慎，手下自有准的矣。

风寒咳嗽致痉者，用杏苏散辛温例，自当附入寒门。

风温痉（按此即瘛证，少阳之气为之也，下温热、暑温、秋燥，皆同此例。）

乃风之正令，阳气发泄之候，君火主气之时，宜用辛凉正法。轻者用辛凉轻剂，重者用辛凉重剂，如本论上焦篇银翘散、白虎汤之类；伤津液者，加甘凉，如银翘加生地、麦冬，玉女煎以白

虎合冬、地之类；神昏谵语，兼用芳香以开膻中，
如清宫汤、牛黄丸、紫雪丹之类；愈后用六味、
三才、复脉辈，以复其丧失之津液。

　　风温咳嗽致痉者，用桑菊饮（方见上焦篇）、银
翘散辛凉例，与风寒咳嗽迥别，断不可一概用杏
苏辛温也。

温热痉（即六淫之火气，消铄真阴者也，《内经》谓先夏至为病温者是也。）

　　即同上风温论治。但风温之病痉者轻而少，
温热之致痉者多而重也。药之轻重浅深，视病之
轻重浅深而已。

暑　痉（暑兼湿热，后有湿痉一条；此则偏于热多湿少之病，去温热不远，经谓后夏至为病暑者是也。）

　　按俗名小儿急惊风者，惟暑月最多，而兼证
最杂，非心如澄潭，目如智珠，笔如分水犀者，
未易辨此。盖小儿肤薄神怯，经络脏腑嫩小，不
奈三气发泄。邪之来也，势如奔马，其传变也，
急如掣电，岂粗疏者所能当此任哉！如夏月小儿

身热头痛,项强无汗,此暑兼风寒者也,宜新加香薷饮;有汗则仍用银翘散,重加桑叶;咳嗽则用桑菊饮;汗多则用白虎,脉芤而喘,则用人参白虎;身重汗少,则用苍术白虎;脉芤面赤多言,喘喝欲脱者,即用生脉散;神识不清者,即用清营汤加钩藤、丹皮、羚羊角;神昏者,兼用紫雪丹、牛黄丸等;病势轻微者,用清络饮之类,方法悉载上焦篇。学者当与前三焦篇暑门中细心求之。但分量或用四之一,或用四之二,量儿之壮弱大小加减之。痉因于暑,只治致痉之因而痉自止,不必沾沾但于痉中求之。若执痉以求痉,吾不知痉为何物。夫痉,病名也,头痛,亦病名也。善治头痛者,必问致头痛之因。盖头痛有伤寒头痛,伤风头痛,暑头痛,热头痛,湿头痛,燥头痛,痰厥头痛,阳虚头痛,阴虚头痛,跌扑头痛,心火欲作痈脓之头痛,肝风内动上窜少阳胆络之偏头痛,朝发暮死之真头痛,若不问其致病之因,如时人但见头痛,一以羌活、藁本从事,何头痛之能愈哉!况痉病之难治者乎!

湿 痉 （按此一条，痉痫兼有，其因于寒湿者，则兼太阳寒水气，其泄泻太甚，下多亡阴者，木气来乘，则痫矣。）

按中湿即痉者少，盖湿性柔而下行，不似风刚而上升也。其间有兼风之痉，《名医类案》中有一条云：小儿吐呃欲作痫者，五苓散最妙；本论湿温上焦篇，有三仁汤一法；邪入心包，用清宫汤去莲心、麦冬，加银花、赤小豆皮一法；用紫雪丹一法；银翘马勃散一法；千金苇茎汤加滑石、杏仁一法。而寒湿例中，有形似伤寒，舌白不渴，经络拘急，桂枝姜附汤一法。凡此非必皆现痉病而后治。盖既感外邪，久则致痉，于其未痉之先，知系感受何邪，以法治之，而痉病之源绝矣，岂不愈于见痉治痉哉！眉圣人不治已病治未病，不治已乱治未乱，此其道也。若儿科能于六淫之邪见几于早，吾知小儿之痉病必少。湿久致痉者多，盖湿为浊邪，最善弥漫三焦，上蔽清窍，内蒙膻中，学者当于前中焦、下焦篇中求之。由疟、痢而致痉者，见其所伤之偏阴偏阳而补救之，于疟、痢门中求之。

燥　痉

燥气化火，消铄津液，亦能致痉，其治略似风温，学者当于本论前三焦篇秋燥门中求之。但正秋之时，有伏暑内发、新凉外加之证，燥者宜辛凉甘润，有伏暑则兼湿矣，兼湿则宜苦辛淡，甚则苦辛寒矣，不可不细加察焉。燥气化寒，胁痛呕吐，法用苦温，佐以甘辛。

内伤饮食痉（俗所谓慢脾风者是也。）

按此证必先由于吐泻，有脾胃两伤者，有专伤脾阳者，有专伤胃阳者，有伤及肾阳者，参苓白术散、四君、六君、异功、补中益气、理中等汤，皆可选用。虚寒甚者，理中加丁香、肉桂、肉果、诃子之类，因他病伤寒凉药者，亦同此例。叶案中有阴风入脾络一条，方在小儿痫痉厥门中，其小儿吐泻门中言此证最为详细。案后华岫云驳俗论最妙，学者不可不静心体察焉。再参之钱仲阳、薛立斋、李东垣、张景岳诸家，可无余蕴矣。

再按此证最险，最为难治，世之讹传妄治已久，四海同风，历有年所，方中行驳之于前，诸君子畅论于后，至今日而其伪风不息，是所望于后之强有力者，悉取其伪书而焚耳。细观叶案治法之妙，全在见吐泻时，先防其痉，非于既痉而后设法也。故余前治六淫之痉，亦同此法，所谓上工不治已病治未病，圣人不治已乱治未乱也。

客忤痉（俗所谓惊吓是也。）

按小儿神怯气弱，或见非常之物，听非常之响，或失足落空，跌扑之类，百证中或有一二，非小儿所有痉病，皆因于惊吓也。证现发热，或有汗，或无汗，面时青时赤，梦中呓语，手足蠕动，宜复脉汤去参、桂、姜、枣，加丹参、丹皮、犀角，补心之体，以配心之用。大便结者，加元参；溏者，加牡蛎；汗多，神不宁，有恐惧之象者，加龙骨、整琥珀、整朱砂块。（取其气而不用其质，自无流弊。）必细询病家确有所见者，方用此例。若语涉支离，猜疑不定者，静心再诊，必得确情，而后用药。

愚儿三岁，六月初九日辰时，倚门落空，少时发热，随热随痉，昏不知人，手足如冰，无脉，到戌时而痉止，身热神昏无汗；次日早，余方与复脉汤去参、桂、姜、枣，每日一帖，服三四杯。不饮不食，至十四日巳时，得战汗而愈。若当痉厥神昏之际，妄动乱治，岂有生理乎？盖痉厥则阴阳逆乱，少不合拍则不可救，病家情急，因乱投药饵，胡针乱灸而死者，不可胜纪。病家中无主宰，医者又无主宰，儿命其何堪哉！如包络热重，唇舌燥，目白睛有赤缕者，牛黄清心丸，本论牛黄安宫丸、紫雪丹辈，亦可酌而用之。

汪 世妄传惊风之证，惟此一证，乃副其名。其因风因热等项之惊，神气昏愦，往往对面击鼓放铳，全然不知；客忤之证，则神惊胆怯，畏见异言异服，极易分别也。又按此证心气素虚者，复脉中须仍用人参。

本脏自病痉（此证则瘈病也。）

按此证由于平日儿之父母恐儿之受寒，覆被过多，着衣过厚，或冬日房屋热炕过暖，以致小儿每日出汗，汗多亡血，亦如产妇亡血致痉一理。

肝主血，肝以血为自养，血足则柔，血虚则强，故曰本脏自病。然此一痉也，又实为六淫致痉之根。盖汗多亡血者，本脏自病，汗多亡卫外之阳，则易感六淫之邪也。全赖明医参透此理，于平日预先告谕小儿之父母，勿令过暖汗多亡血，暗中少却无穷之病矣，所谓治未病也。治本脏自病法，一以育阴柔肝为主，即同产后血亡致痉一例，所谓血足风自灭也。六味丸、复脉汤、三甲复脉三方、大小定风珠二方、专翕膏，皆可选用。专翕膏为痉止后，每日服四五钱，分二次，为填阴善后计也。六淫误汗致痉者，亦同此例。救风温、温热误汗者，先与存阴，不比伤寒误汗者急与护阳也。盖寒病不足在阳，温病不足在阴也。

<u>徵</u>痉证有五，乃督脉病也。秦越人《难经》，督脉为病，脊强而厥；张仲景《金匮》，脊强者，五痉之总名，其证卒口噤，背反张而瘛疭。此段重重细说，可以补仲景之未备。

小儿易痉总论

按小儿易痉之故，一由于肌肤薄弱，脏腑嫩小，传变最速；一由近世不明六气感人之理，一见外感，无论何邪，即与发表。既痉之后，重用苦寒，虽在壮男壮女，二三十岁，误汗致痉而死者，何可胜数！小儿薄弱，则更多矣。余于医学，不敢自信，然留心此证几三十年，自觉洞彻此理，尝谓六气明而痉必少，敢以质之明贤，共商救世之术也。

痉病瘛病总论

《素问》谓太阳所至为痉，少阳所至为瘛。盖痉者，水也；瘛者，火也；又有寒厥、热厥之论最详。后人不分痉、瘛、厥为三病，统言曰惊风痰热，曰角弓反张，曰搐搦，曰抽掣，曰痫、痉、厥。方中行作《痉书》，其或问中所论，亦混瘛而为痉，笼统议论。叶案中治痫、痉、厥最详，而统称痉厥，无瘛之名目，亦混瘛为痉。考之他书，更无分别，前痉病论因之，从时人所易知也。谨按痉者，强直之谓，后人所谓角弓反张，古人所谓痉也。瘛者，蠕动引缩之谓，后人所谓抽掣、搐搦，古人所谓瘛也。抽掣搐搦不止者，瘛也。时作时止，止后或数日，或数月复发，发亦不待治而自止者，痫也。四肢冷如冰者，厥也；四肢热如火者，厥也；有时而冷如冰，有时而热如火者，亦厥也。眉 厥原有阴厥、阳厥之分。大抵痉、瘛、痫、厥四门，当以寒热虚实辨之，自无差错。仲景刚痉、柔痉之论，为伤寒而设，未尝议及瘛病，故总在寒水一门，兼风则有有汗之柔痉，盖寒而实者也。除寒痉外，皆瘛病之实而热者也。湿门则有寒痉，有热瘛，有实有虚。热病久耗其液，则成虚热之瘛矣。前列小儿本脏自病一条，则虚热也。产后惊风之痉，有寒痉，仲景所云是也；有热瘛，本论所补是也。总之，痉病宜用刚而温，瘛病宜用柔而凉。又有痉而兼瘛，瘛而兼痉，所谓水极而似火，火极而似水也。至于痫证，亦有虚有实，有留邪在络之客邪，有五志过极之脏气，叶案中辨之最详，分别治之可也。瑭因前辈混瘛与痉为一证，故分晰而详论之，以备裁采。

徵 此亦数千余年之疑案，莫能剖而析之，女娲炼石补天，予独不以其言为河汉。

六气当汗不当汗论

六气六门，止有寒水一门，断不可不发汗者。伤寒脉紧无汗，用麻黄汤正条；风寒夹痰饮，用大小青龙一条。饮者，寒水也，水气无汗，用麻黄甘草、附子麻黄等汤；水者，寒水也，有汗者即与护阳。湿门亦有发汗之条，兼寒者也；其不兼寒而汗自出者，则多护阳之方。其他风温禁汗，暑门禁汗，亡血禁汗，疮家禁汗，禁汗之条颇多，前已言之矣。盖伤于寒者，必入太阳，寒邪与寒水一家，同类相从也。其不可不发者何？太阳本寒标热，寒邪内合寒水之气，止有寒水之本，而无标热之阳，不成其为太阳矣。水来克火，如一阳陷于二阴之中，故急用辛温发汗，提阳外出。欲提阳者，乌得不用辛温哉！若温、暑，伤手太阴，火克金也，太阴本燥标湿，若再用辛温，外助温、暑之火，内助脏气之燥，两燥相合，而土之气化无从，不成其为太阴矣，津液消亡，不痉何待！故初用辛凉以救本脏之燥，而外退温、暑之热；继用甘润，内救本脏之湿，外敌温、暑之火，而藏象化气，本来面目可不失矣。此温、暑之断不可发汗，即不发汗之辛甘，亦在所当禁也。且伤寒门中，兼风而自汗者，即禁汗，所谓有汗不得用麻黄。无奈近世以羌活代麻黄，不知羌活之更烈于麻黄也。盖麻黄之发汗，中空而通，色青而疏泄，生于内地，去节方发汗，不去节尚能通能留，其气味亦薄；若羌活乃羌地所生之独活，气味雄烈不可当。试以麻黄一两，煮于一室之内，两三人坐于其侧，无所苦也。以羌活一两，煮于一室内，两三人坐于其侧，则其气味之发泄，弱者即不能受矣。温暑门之用羌、防、柴、葛，产后亡血家之用当归、川芎、泽兰、炮姜，用一杀人利剑，有心者共筹之。

　　徵 麻黄轻虚，形如肺管，宣阳救肺，遇壅塞之证，有用至一二两方效者。羌活中实，形如骨节，故能窜走周身，追风至骨，其去麻黄远矣。

疳疾论

疳者，干也，人所共知。不知干生于湿，湿生于土虚，土虚生于饮食不节，饮食不节，生于儿之父母之爱其子，惟恐其儿之饥渴也。盖小儿之脏腑薄弱，能化一合者，与一合有半，即不能化，而脾气郁矣。再小儿初能饮食，见食即爱，不择精粗，不知满足，及脾气已郁而不舒，有拘急之象，儿之父母，犹认为饥渴而强与之。日复一日，脾因郁而水谷之气不化，水谷之气不化而脾愈郁，不为胃行津液，湿斯停矣。土恶湿，湿停而脾胃俱病矣。中焦受气，取汁变化而赤，是谓血。中焦不受水谷之气，无以生血，而血干矣。再水谷之精气，内入五脏，为五脏之汁；水谷之悍气，循太阳外出，捍卫外侮之邪而为卫气。中焦受伤，无以散精气，则五脏之汁亦干，无以行悍气，而卫气亦馁。卫气馁，故多汗，汗多而营血愈虚，血虚故肢体日瘦。中焦湿聚不化而腹满，腹日满而肢愈瘦，故曰干生于湿也。医者诚能识得干生于湿，湿生于土虚，且扶土之不暇，犹敢恣用苦寒，峻伤其胃气，重泄其脾气哉！治法尤推东垣、钱氏、陈氏、薛氏、叶氏，诚得仲景之心法者也。疏补中焦，第一妙法；升降胃气，第二妙法；升陷下之脾阳，第三妙法；甘淡养胃，第四妙法；调和营卫，第五妙法；食后击鼓，以鼓动脾阳，第六妙法；（即古者以乐侑食之义，鼓荡阳气，使之运用也。）《难经》谓伤其脾胃者，调其饮食，第七妙法；如果生有疳虫，再少用苦寒酸辛，如芦荟、胡黄连、乌梅、使君、川椒之类，此第八妙法，若见疳即与苦寒杀虫便误矣；考洁古、东垣，每用丸药缓运脾阳，缓宣胃气，盖有取乎渣质有形，与汤药异歧，亦第九妙法也。

近日都下相传一方，以全蝎三钱，烘干为末，每用精牛肉四两，作肉团数枚，加蝎末少许，蒸熟，令儿逐日食之，以全蝎末完为度，治疳疾有殊功。愚思蝎色青，属木，肝经之虫，善窜而疏土，其性阴，兼通阴络，疏脾郁之久病在络者最良，然其性慓悍有毒。牛肉甘温，得坤土之精，最善补土，禀牡马之贞，其性健顺，既能补脾之体，又能运脾之用。牛肉得全蝎而愈健，全蝎得牛肉而不悍，一通一补，相需成功，亦可备用。一味金鸡散亦妙。（用鸡内金不经水洗者，不拘多少，烘干为末，不拘何食物皆加之，性能杀虫磨积，即鸡之脾，能复脾之本性。）小儿痾疾，有爱食生米、黄土、石灰、纸、布之类者，皆因小儿无知，初饮食时，不拘何物即食之，脾不能运，久而生虫，愈爱食之矣。全在提携之者，有以谨之于先；若既病治法，亦惟有暂运脾阳，有虫者兼与杀虫，断勿令再食，以新推陈，换其脏腑之性，复其本来之真方妙。

徵 奇偶偏方，每多奏效，其力专也。犹忆幼务举业时，业师华阴孝廉李公，世精于医。有以患痾证之小儿来求治者，出一方，则惟大枣百十枚，去核，像核之大小，实以生军，外裹以面，煨透熟，捣为丸，如小枣核大，每服七丸，日再服，神效。此亦一通一补法也。

326 / 卷六 解儿难

痘证总论

《素问》曰：治病必求其本。盖不知其本，举
手便误，后虽有锦绣心思，皆鞭长莫及矣。治痘
明家，古来不下数十，可称尽善，不比温病毫无
把握，尚俟愚陋之鄙论也。但古人治法良多，而
议病究未透彻来路，皆由不明六气为病与温病之
源。故论痘发之源者，祇及其半，谓痘证为先天
胎毒，由肝肾而脾胃而心肺是矣。总未议及发于
子午卯酉之年，而他年罕发者何故。盖子午者，
君火司天；卯酉者，君火在泉；人身之司君火者，
少阴也。少阴有两脏，心与肾也。先天之毒，藏
于肾脏。肾者，坎也，有二阴以恋一阳，又以太
阳寒水为腑，故不发也，必待君火之年，与人身
君火之气相搏，激而后发也。眉 卓识确论，千古不
磨。故北口外寒水凝结之所，永不发痘。盖人生之
胎毒如火药，岁气之君火如火线，非此引之不发。
以是知痘证与温病之发同一类也。试观《六元正
纪》所载温厉大行，民病温厉之处，皆君相两火

加临之候，未有寒水湿土加临而病温者，亦可知愚之非臆说矣。

痘证禁表药论

表药者，为寒水之气郁于人之皮肤经络，与人身寒水之气相结，不能自出而设者也。痘证由君火、温气而发，要表药何用？以寒水应用之药，而用之君火之证，是犹缘木而求鱼也。缘木求鱼，无后灾；以表药治痘疮，后必有大灾。盖痘以筋骨为根本，以肌肉为战场，以皮肤结痂为成功之地。用表药虚表，先坏其立功之地，故八九朝灰白塌陷，咬牙寒战，倒靥黑陷之证蜂起矣。古方精妙，不可胜数，惟用表药之方，吾不敢信；今人且恣用羌、防、柴、葛、升麻、紫苏矣；更有愚之愚者，用表药以发闷证是也。痘发内由肝肾，外由血络。闷证有紫白之分：紫闷者，枭毒把持太过，法宜清凉败毒，古用枣变百祥丸，从肝肾之阴内透，用紫雪芳凉，从心包之阳外透；白闷则本身虚寒，气血不支之证，峻用温补气血，托之外出。按理立方，以尽人力，病在里而责之表，不亦愚哉！ 眉 说理精透。

痘证初起用药论

痘证初起，用药甚难。难者何？预护之为难也。盖痘之放肥、灌浆、结痂，总从见点之初立根基，非深思远虑者不能也。且其形势未曾显张，大约辛凉解肌，芳香透络，化浊解毒者，十之七八；本身气血虚寒，用温煦保元者，十之二三。尤必审定儿之壮弱肥瘦，黑白青黄，所偏者何在，所不足者何在，审视体质明白；再看已未见点，所出何苗；参之春夏秋冬天气寒热燥湿，所病何时，而后定方。务于七日前先清其所感之外邪，七日后只有胎毒，便不夹杂矣。 眉 七日前先清其所感之处邪，语义自明。

徵 治痘之法，全是活泼泼地，不可执一。谚云：走马看伤寒，回头看痘疹。言其转关最速也。

治痘明家论

治痘之明家甚多，皆不可偏废者也。若专主于寒、热、温、凉一家之论，希图省事，祸斯亟矣。痘科首推钱仲阳、陈文中二家。钱主寒凉，陈主温热，在二家不无偏胜，在后学实不可偏废。盖二家犹水火也，似乎极不同性，宗此则害彼，宗彼则害此。然万物莫不成于水火，使天时有暑而无寒，万物焦矣，有寒而无暑，万物冰矣。一阴一阳之谓道。二家之学，似乎相背，其实相需，[眉]相需二字极斟酌。实为万世治痘立宗旨。宗之若何？大约七日以前，外感用事，痘发由温气之行，用钱之凉者十之八九，用陈之温者一二。七日以后，本身气血用事，纯赖脏真之火，炼毒成浆，此火不外鼓，必致内陷，用陈之温者多，而用钱之凉者少也。若始终实热者，则始终用钱；始终虚寒者，则始终用陈。痘科无一定之证，故无一定之方也。丹溪立解毒、和中、安表之说，亦最为扼要。痘本有毒可解，但须解之于七日之前，有毒郁而不放肥，不上浆者，乌得不解毒哉！如天之亢阳不雨，万物不生矣。痘证必须和中，盖脾胃最为吃紧，前所谓以中焦作战场也。安表之论，更为妙谛。表不安，虽至将成犹败也。前所谓以皮肤结痂为成功之地，而可不安之也哉！安之不暇，而可混发以伤之也哉！匡和、安二字极有酌。至其宗钱而非陈，则其偏也。万氏以脾胃为主，魏氏以保元为主，亦确有见识，虽皆从二家脱化，而稍偏于陈。费建中《救偏琐言》，盖救世人不明痘之全体大用，偏用陈文中之辛热者也。书名救偏，其意可知。若专主其法，悉以大黄、石膏从事，则救偏而反偏矣。胡氏辄投汗下，下法犹有用处，汗法则不可也。翁仲仁《金镜录》一书，诚为痘科宝筏。其妙处全在于看，认证真确，治之自效。初学必须先熟读其书，而后历求诸家，方不误事。后此翟氏、聂氏，深以气血盈亏，解毒化毒，分晰阐扬钱氏、陈氏底蕴，超出诸家之上，然分别太多，恐读者目眩。愚谓看法必宗翁氏，叶氏有补翁仲仁不及之条；治法兼用钱、陈，以翟氏、聂氏为钱、陈之注，参考诸家可也。眉如此立法，是古人皆为我师，古师皆为我用矣，所谓学无常师，主善为师也。近日都下盛行《正宗》一书，大抵用费氏、胡氏之法而推广之，恣用大汗大下，名归宗汤，石膏、大黄始终重用，此在枭毒太过者则可，岂可以概治天下之小儿哉！南方江西、江南等省，全恃种痘，一遇自出之痘，全无治法。医者无论何痘，概禁寒凉，以致有毒火者，轻者重，重者死，此皆偏之为害也。

痘疮稀少不可恃论

相传痘疮稀少，不过数十粒，或百余粒，根颗圆绽者，以为状元痘，可不服药。愚则以为三四日间，亦须用辛凉解毒药一帖，无庸多服；七八日间，亦宜用甘温托浆药一帖，多不过二帖，务令浆行满足。所以然者何？愚尝见稀少之痘，竟有浆行不足，结痂后患目，毒流心肝二经，或数月，或半年后，烦躁而死，不可救药者。

汪产者，常也，可不服药。痘则病也，当以药调。惟药之不当，反不如勿药耳。所云三四日，七八日者，当参之形色，不可执一。

痘证限期论

痘证限期，近日时医，以为十二日结痂之后，便云收功。古传百日内，皆痘科事也。愚有表侄女，于三四月间出痘，浆行不足，百日内患目，目珠高出眼外，延至次年二月方死，死时面现五色，忽而青、而赤、而黄、而白、而黑，盖毒气遍历五脏，三昼夜而后气绝。至今思之，犹觉惨甚，医者可不慎哉！十二日者，结痂之限也。况结痂之限，亦无定期。儿生三岁以后者，方以十二日为准；若初周以后，只九日限耳；未周一岁之孩，不过七日限。眉儿愈小，则期愈促，此限不可不知。

行浆务令满足论

近时人心不古，竞尚粉饰，草草了事。痘顶初浑，便云浆足，病家不知，惟医是听。浆不足者，发痘毒犹可医治；若发于关节隐处，亦致丧命，或成废人；患目烦躁者，百无一生，即不死而双目失明矣，愚经历不少。浆色大约以黄豆色为准，痘多者，腿脚稍清犹可。愚一生所治之痘，痘后毫无遗患，无他谬巧，行浆足也。近时之弊，大约有三：一由于七日前过用寒凉，七日后又不知补托，畏温药如虎，甚至一以大黄从事，此用药之不精也；二由于不识浆色，此目力之不精也；三由于存心粉饰，心地之不慈也。余存心不敢粉饰，不忍粉饰，口过直而心过慈，以致与世不合。目击儿之颠连疾苦而莫能救，不亦大可哀哉！今作此论，力矫时弊，实从数十年经历中得来。见痘后之证，百难于痘前。盖痘前有浆可上，痘后无浆可行；痘前自内而外出，外出者顺；痘后自外而内陷，内陷者逆也。毒陷于络，犹可以法救之；毒陷于脏而脏真伤，考古竟无良法可救。由逆痘而死者，医可以对儿；由治法不精，而遗毒死者，其何以对小儿哉？阅是论者，其思慎之于始乎！

　　汪 北方之一以大黄从事，犹南方之专用升发温补也。然北方之法，在枭毒之证，有宜用者。余甥女出痘，于二十日外，犹日用大黄，计前后用大黄至四五斤，石膏称是，然后收功。每日服四两大黄浓汁，方能进食，此亦不可不知。总之，无一定之痘，故无一定之方，前论二言尽之矣。

疹　论

若明六气为病，疹不难治。但疹之限期最迫，只有三日。一以辛凉为主，如俗所用防风、广皮、升麻、柴胡之类，皆在所禁。俗见疹必表，外道也。大约先用辛凉清解，后用甘凉收功。赤疹误用麻黄、三春柳等辛温伤肺，以致喘咳欲厥者，初用辛凉加苦梗、旋覆花，上提下降；甚则用白虎加旋覆、杏仁；继用甘凉加旋覆花以救之；咳大减者，去之。凡小儿连咳数十声不能回转，半日方回如鸡声者，千金苇茎汤合葶苈大枣泻肺汤主之；近世用大黄者，杀之也。盖葶苈走肺经气分，虽兼走大肠，然从上下降，而又有大枣以载之缓之，使不急于趋下；大黄则纯走肠胃血分，下有形之滞，并不走肺，徒伤其无过之地故也。若固执病在脏，泻其腑之法则误矣。⬛眉⬛疹，肺病也，凡腑病都用不著。明明发于皮毛，非若疮疖发于阳明肌肉也。但为其有出没之势，故俗为透表，并不知疹为何物耳。

泻白散不可妄用论

钱氏制泻白散，方用桑白皮、地骨皮、甘草、粳米，治肺火皮肤蒸热，日晡尤甚，喘咳气急，面肿，热郁肺逆等证。历来注此方者，只言其功，不知其弊。如李时珍以为泻肺诸方之准绳，虽明如王晋三、叶天士，犹率意用之。愚按此方治热病后与小儿痘后，外感已尽，真气不得归元，咳嗽上气，身虚热者，甚良；若兼一毫外感，即不可用。⬛眉⬛不兼一毫外感方用，宜细审之。如风寒、风温正盛之时，而用桑皮、地骨，或于别方中加桑皮，或加地骨，如油入面，锢结而不可解矣。考《金匮》金疮门中王不留行散，取用桑东南根白皮以引生气，烧灰存性以止血，仲景方后自注云：小疮即粉之，大疮但服之，产后亦可服，如风寒，桑根勿取之。沈目南注云：风寒表邪在经络，桑根下降，故勿取之。愚按桑白皮虽色白入肺，然桑得箕星之精，箕好风，风气通于肝，实肝经之本药也。眉近世皆以为肺药耳，皆不能格物之故。且桑叶横纹最多而主络，故蚕食桑叶而成丝；丝，络象也；桑皮纯丝结成象筋，亦主络；肝主筋，主血，络亦主血，象筋与络者，必走肝，同类相从也。肝经下络阴器，如树根之蟠结于土中；桑根最为坚结，《诗》称彻彼桑土，《易》言系于苞桑是也。再按肾脉之直者，从肾上贯肝膈，入肺中，循喉咙，夹舌本；其支者，从肺出，络心，注胸中。肺与肾为子母，金下生水。桑根之性，下达而坚结，由肺下走肝肾者也，内伤不妨用之，外感则引邪入肝肾之阴，而咳嗽永不愈矣。吾从妹八九岁时，春日患伤风咳嗽，医用杏苏散加桑白皮，至今将五十岁，咳嗽永无愈期，年重一年。试思如不可治之嗽，当早死矣；如可治之嗽，何以至四十年不愈哉？亦可以知其故矣。愚见小儿久嗽不愈者，多因桑皮、地骨，凡服过桑皮、地骨而嗽不愈者，即不可治。伏陷之邪，无法使之上出也。至于地骨皮之不可用者，余因仲景先师风寒禁桑皮而悟入者也。盖凡树木之根，皆生地中，而独枸杞之根名地骨者何？盖枸杞之根，深入黄泉，无所终极，古又名之曰仙人杖，盖言凡人莫得而知其所终也。木本之人下最深者，未有如地骨者，故独异众根，而独得地骨之名。圊谚有云：土地爷玩枸杞，我独知根。孰谓俚言无理哉！凡药有独异之形，独异之性，得独异之名者，必有独异之功能，亦必有独异之偏胜也。地骨入下最深，禀少阴水阴之气，主骨蒸之劳热，力能至骨，有风寒外感者，而可用之哉！或曰：桑皮、地骨，良药也，子何畏之若是？余曰：人参、甘草，非良药耶？实证用人参，中满用甘草，外感用桑皮、地骨，同一弊也。

万物各有偏胜论

无不偏之药，则无统治之方。如方书内所云：某方统治四时不正之气，甚至有兼治内伤、产妇者，皆不通之论也。近日方书盛行者，莫过汪讱庵《医方集解》一书，其中此类甚多，以其书文理颇通，世多读之而不知其非也。天下有一方而可以统治四时者乎？宜春者即不宜夏，宜春夏者更不宜秋冬。余一生体认物情，只有五谷作饭，可以统治四时饿病，其他未之闻也。在五谷中尚有偏胜，最中和者莫过饮食，且有冬日饮汤、夏日饮水之别，况于药乎！得天地五运六气之全者，莫如人。人之本源虽一，而人之气质，其偏胜为何如者？眉地有高下燥湿之不同，人有东西南北之互异，而人之身，又有肥瘦长短之不齐，人之性，又有缓急刚柔之难一。人之中，最中和者，莫如圣人。而圣人之中，且有偏于任，偏于清，偏于和之异。千古以来不偏者，数人而已。常人则各有其偏，如《灵枢》所载阴阳五等可知也。降人一等，禽与兽也；降禽兽一等，木也；降木一等，草也；降草一等，金与石也。用药治病者，用偏以矫其偏。以药之偏胜太过，故有宜用，有宜避者，合病情者用之，不合者避之而已。无好尚，无畏忌，惟病是从。医者性情中正和平，然后可以用药，自不犯偏于寒热温凉一家之固执，而亦无笼统治病之弊矣。

⬜汪 食能养人，不能医病；药能医病，不能养人。无病而服药，有病而议药，此人之大患也。茯苓、甘草，误用亦能杀人；巴豆、砒霜，对病即能起死。舍病而论药，庸人之通病也。又按今世医者学医，惟求其便；病家择医，惟求其稳；然非通何由得便，非当无所谓稳；舍通而求便，舍当而求稳，必夭人性命矣。

草木各得一太极论

古来著本草者，皆逐论其气味性情，未尝总论夫形体之大纲，生长化收藏之运用，兹特补之。盖芦主生，干与枝叶主长，花主化，子主收，根主藏，木也；草则收藏皆在子。凡干皆升，芦胜于干；凡叶皆散，花胜于叶；凡枝皆走络，须胜于枝；凡根皆降，子胜于根；由芦之升而长而化而收，子则复降而升而化而收矣。此草木各得一太极之理也。⬜眉 直从格物致知得来，可括本草一部。

愚之学，实不足以著书，是编之作，补苴罅

漏而已。末附二卷，解儿难、解产难，简之又简，只摘其吃紧大端与近时流弊，约略言之耳，览者谅之。

道光丙申八年　受业婿周宗信　男廷芷　廷荃　重校

叶香岩外感温热篇

清·叶香岩／撰

臧守虎／点校

内容提要

　　清代温病学家人才辈出，他们在继承前人学术和经验的基础上，通过自己的临床实践和研究，创造性地提出了温病辨证施治的理论体系，编撰了多种温病专著，为温病学的发展做出了重要贡献，《叶香岩外感温热篇》即是其中的代表作。

　　本书虽然文字数量不多，但内容却十分丰富，是通过长期的临床实践后，对温病获得规律性认识的临床经验总结和理论概括，富于个人的体会和见解。其主要学术成就是：阐明了温邪为病的发生发展规律，创立了卫、气、营、血的温病辨证论治体系，丰富并发展了温病诊断和治疗方法，集中体现了叶氏在温病治疗方面的独到经验与创造性见解，为学习中医者的必读之书。

点校说明

叶天士（1667—1746），清吴县人，名桂，号香岩。其《外感温热篇》系门人顾景文笔录整理而成，传本出自华岫云、唐大烈两人。华岫云将之收载于《临证指南医案》，名《温热论》；唐大烈对原文稍加修饰，又收入《吴医汇讲》，名《温证论治》；章虚谷据唐本再收入《医门棒喝》，名《叶天士温热论》并加以注释；王孟英据华本加以订正后，又收入《温热经纬》，名《叶香岩外感温热篇》。此后，收载、注释本篇的还有凌嘉六的《温热类编》、宋佑甫的《南病别鉴》、陈光淞的《温热论笺正》、严鸿正的《感证辑要》，吴锡璜的《中西温热串解》等。各家所辑载在原文条数、文字、前后次序上略有不同，但基本内容并无太大区别。

此次点校《叶香岩外感温热篇》以王孟英

《温热经纬》同治甲戌年（1874）所收载《叶香岩外感温热篇》为底本；以唐大烈《吴医汇讲》乾隆壬子年（1792）本收载《温证论治》为主校本，简称"唐本"。点校遵循以下原则：

一、底本原为繁体竖排，今改为简体横排；采用现代标点方法对原文进行重新标点。

二、底本中的俗写字、异体字，以通用字前后律齐，不出校；底本中的古字、通假字保持原貌，于首见处注明。

三、底本与校本字、句互异，明显为底本误、脱、衍、倒者，据校本予以改正，并出校注明；难以判定是非者，不改动原文，只出校注明；虽底本与校本字、句互异，但字从句顺，无碍于文势、文义、医理者，不出校；属校本之误、脱、衍、倒者，不出校。

由于校注者水平所限，疏漏之处在所难免，敬请读者指正。

臧守虎

2022 年 1 月于济南

一

温邪上受，首先犯肺，逆传心包，肺主气属卫，心主血属营。辨营卫气血虽与伤寒同，若论治法，则与伤寒大异也。

二

盖伤寒之邪留恋在表，然后化热入里，温邪则热变最速。未传心包，邪尚在肺，肺主气，其合皮毛，故云在表。在表初用辛凉轻剂，夹风则加入薄荷、牛蒡之属，夹湿加芦根、滑石之流，或透风于热外，或渗湿于热下，不与热相搏，势必孤矣。

三

不尔，风夹温热而燥生，清窍必干，谓水主之气不能上荣，两阳相劫也。湿与温合，蒸郁而蒙蔽于上，清窍为之壅塞，浊邪害清也，其病有类伤寒。其[1]验之之法，伤寒多有变证，温热虽久，在一经不移，以此为辨。

四

前言辛凉散风，甘淡驱湿。若病仍不解，是渐欲入营也。营分受热，则血液受劫，心神不安，夜甚无寐，或斑点隐隐，即撤去气药。如从风热陷入者，用犀角、竹叶之属；如从湿热陷入者，犀角、花露之品，参入凉血清热方中。若加烦躁，大便不通，金汁亦可加入，老年或平素有寒者，以人中黄代之，急急透斑为要。

五

若斑出热不解者，胃津亡也。主以甘寒，重则如玉女煎，轻则如梨皮、蔗浆之类。或其人肾水素亏，虽[2]未及下焦，先自彷徨矣，必验之于

———

[1] 其：唐本无此字。

[2] 虽：唐本前有"病"字。

舌，如甘寒之中加入咸寒，务在先安未受邪之地，恐其陷入易易耳。

六

若其邪始终在气分流连者，可冀其战汗透邪，法宜益胃，令邪与汗并，热达腠开，邪从汗出。解后胃气空虚，当肤冷一昼夜，待气还自温暖如常矣。盖战汗而解，邪退正虚，阳从汗泄，故肤渐冷，未必即成脱证。此时宜令病者安舒静卧，以养阳气来复。旁人切勿惊惶，频频呼唤，扰其元神，使其烦躁。但诊其脉，若虚软和缓，虽倦卧不语，汗出肤冷，却非脱证；若脉急疾，躁扰不卧，肤冷汗出，便为气脱之证矣。更有邪盛正虚，不能一战而解，停一二日再战汗而愈者，不可不知。

七

再论气病有不传血分而邪留三焦，亦如伤寒中少阳病也。彼则和解表里之半，此则分消上下之势，随证变法，如近时杏、朴、苓等类，或如温胆汤之走泄。因其仍在气分，犹有①战汗之门户，转疟之机括。

八

大凡看法，卫之后方言气，营之后方言血。在卫汗之可也，到气才可清气，入营犹可透热转气，如犀角、元参、羚羊等物，入血就恐耗血动血，直须凉血散血，如生地、丹皮、阿胶、赤芍等物。否则前后不循缓急之法，虑其动手便错，反致慌张矣。

九

且吾吴湿邪害人最广。如面色白者，须要顾其阳气，湿胜则阳微也。法应清凉，然②到十分之六七，即不可过于寒③凉，恐成功反弃。何以故耶？湿热一去，阳亦衰微也。面色苍者，须要

---

① 犹有：原作"犹可望其"，据唐本改。

② 然：唐本作"用"，华本作"然则"。

③ 于寒：唐本无此二字。

顾其津液，清凉到十分之六七，往往热减身寒者，不可就云虚寒而投补剂，恐炉烟虽熄，灰中有火也，须细察精详，方少少与之，慎不可直率而往也。又有酒客，里湿素盛，外邪入里，里湿为合①。在阳旺之躯，胃湿恒多；在阴盛之体，脾湿亦不少，然其化热则一。热病救阴犹易，通阳最难。救阴不在血②，而在津与汗③；通阳不在温，而在利小便。然较之杂证，则有不同也。

<h2 style="text-align:center">十</h2>

　　再论三焦不得从外解，必致里成结。里结于何？在阳明胃与肠也。亦须用下法，不可以气血之分，就④不可下也。但伤寒邪热在里，劫烁津液，下之宜猛；此多湿邪内搏，下之宜轻。伤寒大便溏为邪已尽，不可再下；湿温病大便溏为邪

---

①　里湿为合：唐本作"与之相搏"。

②　血：唐本前有"补"字。

③　津与汗：唐本作"养津与测汗"。

④　就：唐本作"谓其"，于义较顺。

未尽，必大便硬，慎不可再攻也，以粪燥为无湿矣。

十一

再人之体，脘在腹上，其地位处于中，按之痛，或自痛，或痞胀，当用苦泄，以其入腹近也。必验之于舌：或黄或浊，可与小陷胸汤或泻心汤，随证治之；或白不燥，或黄白相兼，或灰白不渴，慎不可乱投苦泄。其中有外邪未解，里先结者，或邪郁未伸，或素属中冷者，虽有脘中痞闷，宜从开泄，宣通气滞，以达归于肺，如近俗之杏、蔻、橘、桔等，是①轻苦微辛、具流动之品可耳。

十二

再前云舌黄或浊②，须要有地之黄。若光滑者，乃无形湿热，中有虚象，大忌前法。其脐以上为

---

① 是：唐本无此字，当是。

② 再前云舌黄或浊：唐本此后有"当用陷胸泻心"句。

大腹，或满或胀或痛，此必邪已入里矣，表证必无，或十之存一。亦要验之于舌，或黄甚，或如沉香色，或老黄色，或中有断纹，皆当下之，如小承气汤用槟榔、青皮、枳实、元明粉、生首乌等。若未现此等舌，不宜用此等法，恐其中有湿聚太阴为满，或寒湿错杂为痛，或气壅为胀，又当以别法治之。

十三

再黄苔不甚厚而滑者，热未伤津，犹可清热透表；若虽薄而干者，邪虽去而津受[①]伤也，苦重之药当禁，宜甘寒轻剂可也。

十四

再论其热传营，舌色必绛。绛，深红色也。初传，绛色中兼黄白色，此气分之邪未尽也，泄卫透营，两和可也。纯绛鲜色者，包络受病[②]也，

---

① 受：唐本无此字。
② 病：唐本作"邪"。

宜犀角、鲜生地、连翘、郁金、石菖蒲等。延之
数日，或平素心虚有痰，外热一陷，里络就闭，
非菖蒲、郁金所能开，须用牛黄丸、至宝丹之类
以开其闭，恐其昏厥为痉也。

十五

再[1]色绛而舌中心干者，乃心胃火燔，劫烁
津液，即黄连、石膏亦可加入[2]。若烦渴烦热，舌
心干，四边色红，中心或黄或白者，此非血分也，
乃上焦气热烁津，急用凉膈散散其无形之热，再
看其后转变可也。慎勿用血药，以滋腻难散[3]。至
舌绛望之若干，手扪之原有津液，此津亏湿热熏
蒸，将成浊痰蒙闭心包也。

---

① 再：唐本后有"论舌绛而干燥者，火邪劫营，凉血清血为
要"句。

② 即……可加入：唐本此句后有"其有舌心独绛而干者，亦
胃热而心营受灼也，当于清胃方中加入清心之品，否则延及于
尖，为津干火盛之候矣。舌尖独绛而干，此心火上炎，用导赤
散泻其腑"句。

③ 以滋腻难散：唐本作"反致滋腻留邪"。

十六

再有热传营血，其人素有瘀伤宿血在胸膈中，夹热而搏①，其舌色必紫而暗，扪之湿②，当加入散血之品，如琥珀、丹参、桃仁、丹皮等。不尔，瘀血与热为伍，阻遏正气，遂变如狂、发狂之证。若紫而肿大者，乃酒毒冲心。若紫而干晦者，肾肝色泛也，难治。

十七

舌色绛而上有黏腻似苔非苔者，中夹秽浊之气，急加芳香逐之。舌绛欲伸出口，而抵齿难骤伸者，痰阻舌根，有内风也。舌绛而光亮，胃阴亡也，急用甘凉濡润之品。若舌绛而干燥者，火邪劫营，凉血清火为要。舌绛而有碎点白黄者，当生疳也。大红点者，热毒乘心也，用黄连、金汁。其有虽绛而不鲜，干枯而痿者，肾阴涸也，

---

① 夹热而搏：唐本无此四字。
② 湿：唐本前有"潮"字。

急以阿胶、鸡子黄、地黄、天冬等救之，缓则恐涸极而无救也。

十八

其有舌独中心绛干者，此胃热心营受灼也，当于清胃方中加入清心之品，否则延及于尖，为津干火盛也。舌尖绛独干，此心火上炎，用导赤散泻其腑。

十九

再舌苔白厚而干燥者，此胃燥气伤也，滋润药中加甘草，令甘守津还之意。舌白而薄者，外感风寒也，当疏散之。若白干薄者，肺津伤也，加麦冬、花露、芦根汁等轻清之品，为上者上之也。若白苔绛底者，湿遏热伏也，当先泄湿透热，防其就干也，勿忧之，再从里透于外，则变润矣。初病舌就干，神不昏者，急加养正①透邪之药；若

---

① 养正：唐本后有"微加"二字，当是。

神已昏，此内匮①矣，不可救药。

二十

又不拘何色，舌上生芒刺者，皆是上焦热极也，当用青布拭冷薄荷水揩之，即去者轻，旋即生者险矣。

二十一

舌苔不燥，自觉闷极者，属脾湿盛也。或有伤痕血迹者，必问曾经搔挖否，不可以有血而便为枯证，仍从湿治可也。再有神情清爽，舌胀大不能出口者，此脾湿胃热，郁极化风而毒延于②口也，用大黄磨入当用剂内，则舌胀自消矣。

二十二

再舌上白苔黏腻，吐出浊厚涎沫，口必甜味也，为脾瘅病。乃湿热气聚，与谷气相搏，土有

---

① 内匮：唐本作"内陷"。

② 于：原无，据唐本加。

余也，盈满则上泛，当用省头草^①芳香辛散以逐之则退^②。若舌上苔如碱者，胃中宿滞夹浊秽郁伏，当急急开泄，否则闭结中焦，不能从膜原达出矣。

二十三

若舌无苔，而有如烟煤隐隐者，不渴肢寒，知夹阴病^③。如口渴烦热，平时胃燥^④也，不可攻之。若燥者，甘寒益胃。若润者，甘温扶中。此何故？外露而里无也。

二十四

若舌黑而滑者，水来克火，为阴证，当温之。若见短缩，此肾气竭也，为难治。欲救之，加人参、五味子，勉希万一。舌黑而干者，津枯火炽，

---

① 省头草：唐本作"佩兰叶"。

② 则退：唐本无此二字。

③ 不渴肢寒，知夹阴病：唐本无此二句，而有"慎不可忽视"句。

④ 燥：原后有"舌"字，据唐本删。

急急泻南补北。若①燥而中心厚痞者，土燥水竭，急以咸苦下之。

二十五

舌淡红无色者，或干而色不荣者，当是胃津伤而气无化液也，当用炙甘草汤，不可用寒凉药。

二十六

若舌白如粉而滑，四边色紫绛者，温疫病初入膜原，未归胃腑，急急透解，莫待传陷而入，为险恶之病。且见此舌者，病必见凶，须要小心。凡斑疹初见，须用纸拈照看胸背两胁，点大而在皮肤之上者为斑，或云头隐隐，或琐碎小粒者为疹，又宜见而不宜见多。按方书谓斑色红者属胃热，紫者热极，黑者胃烂，然亦必看外证所合，方可断之。

---

① 若：唐本后有"黑"字。

二十七

然而春夏之间，湿病俱发^①疹为甚，且其色要辨。如淡红色，四肢清，口不甚渴，脉不洪数，非虚斑即阴斑。或胸^②微见数点，面赤足冷，或下利清谷，此阴盛格阳于上而见，当温之。

二十八

若斑色紫，小点者，心包热也；点大而紫，胃中热也。黑斑而光亮者，热胜毒盛，虽属不治，若其人气血充者，或依法治之尚可救。若黑而晦者，必死。若黑而隐隐，四旁赤色，火郁内伏，大用清凉透发，间有转红成^③可救者。若夹斑带疹，皆是邪之不一，各随其部而泄。然斑属血者恒多，疹属气者不少。斑疹皆是邪气外露之象，发出^④宜神情

---

① 发：唐本"发"字下有"斑"字。
② 胸：唐本"胸"字下有"前"字。
③ 成：唐本作"而"。
④ 发出：唐本此后有"之时"二字，当是。

清爽，为外解里和之意。如斑疹出而昏者，正不胜邪，内陷为患，或胃津内涸之故。

二十九

再有一种白痦，小粒如水晶色者，此湿热伤肺，邪虽出而气液枯也，必得甘药补之。或未至久延，伤及气液①，乃湿郁卫分，汗出不彻之故，当理气分之邪。或白如枯骨者，多凶，为气液竭也。

三十

再温热之病，看舌之后，亦须验齿。齿为肾之余，龈为胃之络，热邪不燥胃津，必耗肾液，且二经之血皆走其地，病深动血，结瓣于上。阳血者色必紫，紫如干漆；阴血者色必黄，黄如酱瓣。阳血若见，安胃为主；阴血若见，救肾为要。然豆瓣色者多险，若证还不逆者尚可治，否则难治矣。何以故耶？盖阴下竭，阳上厥也。

---

① 伤及气液：唐本此句作"气液尚在未伤"。

三十一

齿若光燥如石者，胃热甚也。若无汗恶寒，卫偏胜也，辛凉泄卫透汗为要。若如枯骨色者，肾液枯也，为难治。若上半截润，水不上承，心火上炎也，急急清心救水，俟枯处转润为妥。

三十二

若咬牙啮齿者，湿热化风，痉病；但咬牙者，胃热气走其络也。若咬牙而脉证皆衰者，胃虚无谷以内荣，亦咬牙也。何以故耶？虚则喜实也。舌本不缩而硬，而牙关咬定难开者，此非风痰阻络，即欲作痉证，用酸物擦之即开，木来泄土故也。

三十三

若齿垢如灰糕样者，胃气无权，津亡，湿浊用事，多死。而初病齿缝流清血，痛者，胃火冲激也；不痛者，龙火内燔也。齿焦无垢者，死；齿焦有垢者，肾热胃劫也，当微下之，或玉女煎清胃救肾可也。

三十四

再妇人病温与男子同，但多胎前产后，以及经水适来适断。大凡胎前病，古人皆以四物加减用之，谓护胎为要，恐来害妊，如热极，用井底泥蓝布浸冷，覆盖腹上等，皆是保护①之意。但亦要看其邪之可解处，用血腻之药不灵，又当省察，不可认板法②。然须步步保护胎元，恐损正邪陷也。

三十五

至于产后之法③，按方书谓慎用苦寒，恐伤其已亡之阴也。然亦要辨，其邪能从上中解者，稍从证用之，亦无妨也，不过勿犯下焦，且属虚体，当如虚怯人病邪而治。总之，无犯实实虚虚之

---

① 保护：唐本作"护胎"。

② 不可认板法：唐本作"不可固执"，义同。

③ 之法：唐本无此二字。

禁^①。况产后当气血沸腾之候^②，最多空窦，邪势必乘虚内陷，虚处受邪，为难治也。

三十六

如经水适来适断，邪将陷血室，少阳伤寒言之详悉，不必多赘。但数动与正伤寒不同，仲景立小柴胡汤，提出所陷热邪，参、枣扶胃气，以冲脉隶属阳明也，此与虚者为合治。若热邪陷入，与血相结者，当从陶氏小柴胡汤去参、枣加生地、桃仁、楂肉、丹皮或犀角等。若本经血结自甚，必少腹满痛，轻者刺期门，重者小柴胡汤去甘药加延胡、归尾、桃仁，夹寒加肉桂心，气滞者加香附、陈皮、枳壳等。然热陷血室之证，多有谵语如狂之象，防是阳明胃实^③，当辨之。血结者身体必重，非若阳明之轻旋便捷者。何以故耶？阴

---

① 总之，无犯实实虚虚之禁：唐本无此十字。

② 候：唐本作"际"，义同。

③ 防是阳明胃实：唐本作"与阳明胃实相似"。后有"此种病机"四字。

主重浊，络脉被阻，侧^①旁气痹，连胸背皆拘束不遂，故祛邪通络，正合其病。往往延久，上逆心包，胸中^②痛，即陶氏所为谓血结胸也。王海藏出一桂枝红花汤加海蛤、桃仁，原为表里上下一齐尽解之理。看此方大有巧手，故录出以备学者之用。

---

① 侧：唐本前有"身之"二字。

② 中：唐本后有"痹"字。

薛生白湿热病篇

清·薛雪 / 著

臧守虎 / 点校

内容提要

温病学是中医学发展到明清时期才形成的一门学科。清代温病学家人才辈出，他们在继承前人学术经验的基础上，通过自己的临床实践和研究，创造性地提出了温病辨证施治的理论体系，编撰了多种温病专著，为温病学的发展做出了重要贡献，《薛生白湿热病篇》即是其中的代表作。

《薛生白湿热病篇》虽然在文字数量上不多，但内容却十分丰富，是通过长期的临床实践后，对温病获得规律性认识的临床经验总结和理论概括，富于个人的体会和见解。其主要学术成就是：系统地阐述了湿热病证的致病原因、发病机理、传变规律以及证候特点，具体辨析了湿热病的各种证候和治疗方法。

点校说明

　　薛生白（1681—1770），清吴郡人，名雪，字生白，号一瓢。其《湿热病篇》由同窗吴蒙校订，吴蒙门人徐行刻于嘉庆十四年，称"五柳居刻本"，是本书的最早刻本，但已无从获见。据王孟英考证，本篇最早见于舒松摩重刻《医师秘笈》，章虚谷收入《医门棒喝》并加以注释，吴子音收入《温热赘言》，名《湿热症条辨》；王孟英收入《温热经纬》，名《薛生白湿热病篇》。此外，《陈修园医书七十二种》、宋佑甫《南病别鉴》、凌嘉六《温热类编》也均收载并注释。各家所辑载在原文条数、文字、前后次序上有一定的不同，如《医门棒喝》《温热经纬》载四十六条，《医师秘笈》本仅载前三十五条，《温热赘言》于其中只采三十五条中的二十条，而多后之十一条。

本次点校《薛生白湿热病篇》，以王孟英《温热经纬》同治甲戌年（1874）所收载《薛生白湿热病篇》为底本，以吴子音《温热赘言》清道光十一年（1831）吴氏贮春仙馆刻本收载《湿热症条辨》为主校本，简称"吴本"。点校遵循以下原则：

一、底本原为繁体竖排，今改为简体横排；采用现代标点方法对原文进行重新标点。

二、底本中的俗写字、异体字，以通用字前后律齐，不出校；底本中的古字、通假字保持原貌，于首见处注明。

三、底本与校本字、句互异，明显为底本误、脱、衍、倒者，据校本予以改正，并出校注明；难以判定是非者，不改动原文，只出校注明；虽底本与校本字、句互异，但字从句顺，无碍于文势、文义、医理者，不出校；属校本之误、脱、衍、倒者，不出校。

四、条文后有作者自注文，然校本与底本在文字上差异较大，校本中的自注文比底本超出甚多，甚至有大段多出者，为避免出校过繁，本次整理只校正文、不校注文，有兴趣的读者可自查《湿热症条辨》文。

由于校注者水平所限，疏漏之处在所难免，敬请读者指正。

臧守虎

2022 年 1 月于济南

一

湿热证，始恶寒，后但热不寒，汗出，胸痞，舌白①，口渴不引饮。

自注：此条乃湿热证之提纲也。湿热病属阳明太阴经者居多，中气实则病在阳明，中气虚则病在太阴。病在二经之表者，多兼少阳三焦；病在二经之里者，每兼厥阴风木。以少阳厥阴同司相火，阳明太阴湿热内郁，郁甚则少火皆成壮火，而表里上下充斥肆逆，故是证最易耳聋、干呕、发痉、发厥，而提纲中不言及者，因以上诸证，皆湿热病兼见之变局，而非湿热病必见之正局也。始恶寒者，阳为湿遏而恶寒，终非若寒伤于表之恶寒，后但热不寒，则郁而成热，反恶热矣。热盛阳明则汗出，湿蔽清阳则胸痞，湿邪内盛则舌

---

① 舌白：吴本作"舌苔白或黄"。

白，湿热交蒸则舌黄，热则液不升而口渴，湿则饮内留而不引饮。然所云表者，乃太阴阳明之表，而非太阳之表。太阴之表，四肢也，阳明也；阳明之表，肌肉也，胸中也。故胸痞为湿热必有之证，四肢倦怠，肌肉烦疼，亦必并见。其所以不干太阳者，以太阳为寒水之腑，主一身之表。风寒必自表入，故属太阳。湿热之邪从表伤者十之一二，由口鼻入者十之八九。阳明为水谷之海，太阴为湿土之脏，故多阳明太阴受病。膜原者，外通肌肉，内近胃腑，即三焦之门户，实一身之半表半里也。邪由上受，直趋中道，故病多归膜原。要之，湿热之病，不独与伤寒不同，且与温病大异。温病乃少阴太阳同病，湿热乃阳明太阴同病也。而提纲中言不及脉者，以湿热之证，脉无定体，或洪或缓，或伏或细，各随证见，不拘一格，故难以一定之脉拘定后人眼目也。

　　湿热之证，阳明必兼太阴者，徒知脏腑相连，湿土同气，而不知当与温病之必兼少阴比例。少阴不藏，木火内燔，风邪外袭，表里相应，故为温病。太阴内伤，湿饮停聚，客邪再至，内外相引,故病湿热。此皆先有内伤,再感客邪,非由腑及脏之谓。若湿热之证不夹内伤,中气实者,其病必微。或有先因于湿,再因饥劳而病者,亦属内伤夹湿,标本同病。然劳倦伤脾为不足,湿饮停聚为有余。所以内伤外感,孰多孰少,孰实孰虚,又在临证时权衡矣。

二

湿热证,恶寒无汗,身重头痛[①],湿在表分。宜藿香、香薷、羌活、苍术皮、薄荷、牛蒡子等味[②]。头不痛者,去羌活。

自注:身重恶寒,湿遏卫阳之表证,头痛必夹风邪,故加羌活,不独胜湿,且以祛风。此条乃阴湿伤表之候。

---

① 身重头痛:吴本下有"胸痞腰疼"四字。

② 宜……等味:吴本无藿香、香薷、薄荷、牛蒡子四味,而有葛根、六神曲、广皮、枳壳四味。

三

湿热证，恶①寒发热，身重关节疼②痛，湿在肌肉③，不为汗解。宜滑石、大豆黄卷、茯苓皮、苍术皮、藿香叶、鲜荷叶、白通草、桔梗等味④。不恶寒者，去苍术皮⑤。

自注：此条外候与上条同，惟汗出独异，更加关节疼痛，乃湿邪初犯阳明之表。而即清胃脘之热者，不欲湿邪之郁热上蒸，而欲湿邪之淡渗下走耳。此乃阳湿伤表之候。

四

湿热证，三四日即口噤，四肢牵引拘急，甚则角弓反张，此湿热侵入经络脉隧中。宜鲜地龙、

---

① 恶：吴本前有"汗出"二字。

② 疼：吴本后有"胸痞腰"三字。

③ 肉：吴本作"表"。

④ 宜……等味：吴本无藿香叶、鲜荷叶、白通草、桔梗四味，而有神曲、广皮二味。

⑤ 不恶寒者，去苍术皮：吴本作"若汗少恶寒者，加葛根"。

秦艽、威灵仙、滑石、苍耳子、丝瓜藤、海风藤、酒炒黄连等味。

自注：此条乃湿邪夹风者。风为木之气，风动则木张，乘入阳明之络则口噤，走窜太阴之经则拘挛。故药不独胜湿，重用息风，一则风药能胜湿，一则风药能疏肝也。选用地龙、诸藤者，欲其宣通脉络耳。

或问：仲景治痉原有桂枝加栝楼根及葛根汤两方，岂宜于古而不宜于今耶？今之痉者与厥相连，仲景不言及厥，岂《金匮》有遗文耶？余曰：非也。药因病用，病源既异，治法自殊。伤寒之痉自外来，证属太阳，治以散外邪为主。湿热之痉自内出，波及太阳，治以息内风为主。盖三焦与肝胆同司相火，中焦湿热不解，则热盛于里，而少火悉成壮火，火动则风生而筋挛脉急，风煽则火炽而识乱神迷。身中之气随风火上炎而有升无降，常度尽失，由是而形若尸厥，正《内经》所谓血之与气并走于上则为暴[1]厥者是也。外窜经

---

[1] 暴：《素问·调经论》原作"大"。

脉则成痉，内侵膻中则为厥。痉厥并见，正气犹存一线，则气复返而生；胃津不克支持，则厥不回而死矣。所以痉之与厥往往相连，伤寒之痉自外来者，安有是哉！

暑月痉证与霍乱同出一源，风自火出，火随风转，乘入阳明则呕，贼及太阴则泻，是名霍乱。窜入筋中则挛急，流入脉络则反张，是名痉。但痉证多厥，霍乱少厥。盖痉证风火闭郁，郁则邪势愈甚，不免逼乱神明，故多厥。霍乱风火外泄，泄则邪势外解，不至循经而走，故少厥。此痉与霍乱之分别也。然痉证邪滞三焦，三焦乃火化，风得火而愈煽，则逼入膻中而暴厥。霍乱邪走脾胃，脾胃乃湿化，邪由湿而停留，则淫及诸经而拘挛。火郁则厥，火窜则挛，又痉与厥之遗祸也。痉之挛急乃湿热生风，霍乱之转筋乃风来胜湿。痉则由经及脏而厥，霍乱则由脏及经而挛。总由湿热与风淆乱清浊升降失常之故。夫湿多热少，则风入土中而霍乱；热多湿少，则风乘三焦而痉厥。厥而不返者死。胃液干枯，火邪盘踞也，转筋入腹者死。胃液内涸，风邪独劲也。然则胃中之津液所关顾不钜哉！厥证用辛开，泄胸中无形之邪也；干霍乱用探吐，泄胃中有形之滞也。然泄邪而胃液不上升者，热邪益炽；探吐而胃液不四布者，风邪更张，终成死候。不可不知。

五

湿热证，壮热口渴，舌黄或焦红，发痉神昏谵语或笑，邪灼心包，荣血已干。宜犀黄、羚羊角、连翘、生地、元参、钩藤、银花露、鲜菖蒲、至宝丹等味。

自注：上条言痉，此条言厥。温暑之邪本伤阳气，及至热极逼入营阴，则津液耗而阴亦病。心包受灼，神识昏乱，用药以清热救阴，泄邪平肝为务。

六

湿热证，发痉神昏笑妄，脉洪数有力，开泄不效者，湿热蕴结胸膈，宜仿凉膈散。若大便数日不通者，热邪闭结肠胃，宜仿承气微下之例。

自注：此条乃阳明实热，或上结，或下结。

清热泄邪止能散络中流走之热，而不能除膈中蕴结之邪，故阳明之邪仍假阳明为出路也。

七

湿热证，壮热烦渴，舌焦红或缩，斑疹，胸痞，自利，神昏，痉厥，热邪[①]充斥表里三焦。宜大剂犀角、羚羊角、生地、元参、银花露、紫草、方诸水、金汁、鲜菖蒲等味[②]。

自注：此条乃痉厥中之最重者，上为胸闷，下夹热利，斑疹痉厥，阴阳告困。独清阳明之热，救阳明之液为急务者，恐胃液不存，其人自焚而死也。

八

湿热证，寒热如疟[③]，湿热阻遏膜原。宜柴胡、

---

① 热邪：吴本作"湿热"。

② 宜……等味：吴本无银花露、方诸水、金汁三味，而有连翘、丹皮二味。

③ 寒热如疟：吴本下有"舌苔滑白，口不知味"八字。

厚朴、槟榔、草果、藿香、苍术、半夏、干菖蒲、六一散等味①。

自注：疟由暑热内伏，秋凉外束而成。若夏月腠理大开，毛窍疏通，安得成疟？而寒热有定期，如疟证发作者，以膜原为阳明之半表半里；热湿阻遏，则营卫气争，证虽如疟，不得与疟同治，故仿又可达原饮之例。盖一由外凉束，一由内湿阻也。

九

湿热证，数日后，脘中微闷，知饥不食，湿邪蒙绕三焦。宜藿香叶、薄荷叶、鲜荷叶、枇杷叶、佩兰叶、芦尖、冬瓜仁等味。

自注：此湿热已解，余邪蒙蔽清阳，胃气不舒。宜用极轻清之品，以宣上焦阳气。若投味重之剂，则与病情不相涉矣。

此条须与第三十一条参看。彼初起之实邪，

---

① 宜……等味：吴本无柴胡、槟榔、藿香、干菖蒲四味，而有神曲一味。

故宜涌泄，投此轻剂不相合矣。又须与后条参看，治法有上中之分，临证审之。

十

湿热证，初起发热，汗出胸痞[①]，口渴舌白[②]，湿伏中焦[③]。宜藿梗、蔻仁、杏仁、枳壳、桔梗、郁金、苍术、厚朴、草果、半夏、干菖蒲、佩兰叶、六一散等味[④]。

自注：浊邪上干则胸闷，胃液不升则口渴。病在中焦气分，故多开中焦气分之药。此条多有夹食者。其舌根见黄色，宜加瓜蒌、楂肉、莱菔子。

---

① 胸痞：吴本后有"不知饥"三字。

② 口渴舌白：吴本作"口渴不喜饮，舌苔滑白者"。

③ 湿伏中焦：吴本作"湿初内伏，蒙闭清阳"。

④ 宜……等味：吴本"藿梗"作"藿香"，无杏仁、苍术、厚朴、草果、半夏五味。

十一

湿热证，数日后①，自利，溺赤，口渴②，湿流下焦。宜滑石、猪苓、茯苓、泽泻、萆薢、通草等味。

自注：下焦属阴，太阴所司。阴道虚故自利，化源滞则溺赤，脾不转津则口渴。总由太阴湿胜故也。湿滞下焦，故独以分利为治。然兼证口渴胸痞，须佐入桔梗、杏仁、大豆黄卷开泄中上，源清则流自洁，不可不知。以上三条，俱湿重于热之候。

湿热之邪不自表而入，故无表里可分，而未尝无三焦可辨，犹之河间治消渴以分三焦者是也。夫热为天之气，湿为地之气，热得湿而愈炽，湿得热而愈横。湿热两分其病轻而缓，湿热两合其病重而速。湿多热少则蒙上流下，当三焦分治。湿热俱多则上闭下壅，而三焦俱困矣。犹之伤寒

---

① 数日后：吴本无此三字。
② 自利……口渴：吴本作"其热口渴，胸痞自利，溺涩"。

门二阳合病、三阳合病也。盖太阴湿化，三焦火化，有湿无热，止能蒙蔽清阳，或阻于上，或阻于中，或阻于下。若湿热一合，则身中少火悉化为壮火，而三焦相火有不皆起而为疟者哉？所以上下充斥，内外煎熬，最为酷烈。兼之木火同气，表里分司，再引肝风，痉厥立至。胃中津液几何，其能供此交征乎？至其所以必属阳明者，以阳明为水谷之海，鼻食气，口食味，悉归阳明。邪从口鼻而入，则阳明为必由之路。其始也，邪入阳明早已伤残其胃液；其继也，邪盛三焦，更欲取资于胃液。司命者可不为阳明顾虑哉！

或问：木火同气，热盛生风以致痉厥，理固然矣。然有湿热之证，表里极热，不痉不厥者，何也？余曰：风木为火热引动者，原因木气素旺，肝阴先亏，内外相引，两阳相煽，因而动张。若肝肾素优，并无里热者，火热安能招引肝风也？试观产妇及小儿，一经壮热便成瘛疭者，以失血之后与纯阳之体阴气未充，故肝风易动也。

或问曰：亦有阴气素亏之人，病患湿热甚至斑疹外现，入暮谵语昏迷而不痉不厥者何也？答曰：病邪自甚于阳明之营分，故由上脘而熏胸中，则入暮谵妄。邪不在三焦气分，则金不受囚，木有所畏，未敢起而用事。至于斑属阳明，疹属太阴，亦二经营分热极，不与三焦相干，即不与风木相引也。此而痉厥，必胃中津液尽涸，耗及心营，则肝风亦起，而其人已早无生理矣。

十二

湿热证，舌遍体白，口渴，湿滞阳明。宜用辛开，如厚朴、草果、半夏、干菖蒲等味。

自注：此湿邪极盛之候。口渴乃液不上升，非有热也。辛泄太过即可变而为热，而此时湿邪尚未蕴热，故重用辛开，使上焦得通，津液得下也。

十三

湿热证，舌根白，舌尖红，湿渐化热，余湿犹滞。宜辛泄佐清热，如蔻仁、半夏、干菖蒲、大豆黄卷、连翘、绿豆衣、六一散等味。

自注：此湿热参半之证。而燥湿之中即佐清

热者，亦所以存阳明之液也。上二条，凭验舌以投剂，为临证时要诀，盖舌为心之外候，浊邪上熏心肺，舌苔因而转移。

十四

湿热证，初起即胸闷不知人，瞀乱大叫痛，湿热阻闭中上二焦。宜草果、槟榔、鲜菖蒲、芫荽、六一散，各重用，或加皂角、地浆水煎。

自注：此条乃湿热俱盛之候，而去湿药多清热药少者，以病邪初起即闭，不得不以辛通开闭为急务，不欲以寒凉凝滞气机也。

十五

湿热证，四五日，口大渴，胸闷欲绝，干呕不止，脉细数，舌光如镜，胃液受劫，胆火上冲。宜西瓜汁、金汁、鲜生地汁、甘蔗汁磨服郁金、木香、香附、乌药等味①。

自注：此营阴素亏，木火素旺者。木乘阳明，

———————

① 宜……等味：吴本无金汁、甘蔗汁二味。

耗其津液，幸无饮邪，故一清阳明之热，一散少
阳之邪。不用煎者，取其气全耳。

十六

湿热证^①，呕吐清水，或痰多，湿热内留，木
火上逆。宜温胆汤加瓜蒌、碧玉散等味^②。

自注：此素有痰饮而阳明少阳同病，故一以
涤饮，一以降逆。与上条呕同而治异，正当合参。

十七

湿热证，呕吐不止，昼夜不差，欲死者，肺
胃不和，胃热移肺，肺不受邪也。宜用川连三四
分，苏叶二三分，两味煎汤，呷下即止。

自注：肺胃不合，最易致呕，盖胃热移肺，
肺不受邪，还归于胃。必用川、连以清湿热，苏
叶以通肺胃。投之立愈者，以肺胃之气，非苏叶
不能通也。分数轻者，以轻剂恰治上焦之病耳。

---

① 湿热证：吴本下有"身热口苦"四字。
② 宜……等味：吴本无瓜蒌一味，而有黄连一味。

十八

湿热证，咳嗽^①，昼夜不安，甚至喘不得眠者，暑邪入于肺络。宜葶苈^②、枇杷叶、六一散等味。

目注：人但知暑伤肺气则肺虚，而不知暑滞肺络则肺实。葶苈引滑石直泻肺邪则病自除。

十九

湿热证，十余日，大势已退，唯口渴，汗出，骨节痛^③，余邪留滞经络。宜元米汤泡於术，隔一宿，去术煎饮。

目注：病后湿邪未尽，阴液先伤，故口渴身痛。此时救液则助湿，治湿则劫阴，宗仲景麻沸汤之法，取气不取味，走阳不走阴，佐以元米汤养阴逐湿，两擅其长。

---

① 咳嗽：吴本后有"喘逆面赤气粗"六字。
② 葶苈：吴本作"葶苈子"。
③ 痛：吴本前有"隐"字，后有"小便赤涩不利"句。

二十

湿热证，数日后，汗出热不除，或痉，忽头痛不止者，营液大亏，厥阴风火上升。宜羚羊角、蔓荆子、钩藤、元参、生地、女贞子等味①。

自注：湿热伤营，肝风上逆，血不荣筋而痉，上升颠顶则头痛，热气已退，木气独张，故痉而不厥。投剂以息风为标，养阴为本。

二十一

湿热证，胸痞发热，肌肉微②疼，始终无汗者，腠理暑邪内闭③。宜六一散一两，薄荷叶三四分④，泡汤调下，即汗解。

自注：湿病发汗，昔贤有禁。此不微汗之，病必不除。盖既有不可汗之大戒，复有得汗始解

---

① 宜……等味：吴本无女贞子一味，而有白芍一味。
② 微：吴本作"烦"。
③ 暑邪内闭：吴本作"气机拂郁，湿热不能达外"。
④ 三四分：吴本作"三四十片"。

之治法，临证者当知所变通矣。

二十二

湿热证，按法治之，数日后，忽吐下一时并至者，中气亏损，升降悖逆。宜生谷芽、莲心、扁豆、米仁、半夏、甘草、茯苓等味，甚者用理中法。

自注：升降悖逆，法当和中，犹之霍乱之用六和汤也。若太阴惫甚，中气不支，非理中不可。

二十三

湿热证，十余日后，左关弦数，腹时痛时圊血，肛门热痛，血液内燥，热邪传入厥阴之证。宜仿白头翁法。

自注：热入厥阴而下利，即不圊血，亦当宗仲景治热利法。若竟逼入营阴，安得不用白头翁汤凉血而散邪乎！设热入阳明而下利，即不圊血，又宜师仲景下利谵语用小承气汤之法矣。

二十四

湿热证，十余日后，尺脉数，下利，或咽痛，口渴心烦，下泉不足，热邪直犯少阴之阴。宜仿猪肤汤凉润法 ①。

自注：同一下利有厥少之分，则药有寒凉之异。然少阴有便脓之候，不可不细审也。

二十五

湿热证，身冷脉细，汗泄胸痞，口渴舌白，湿中少阴之阳。宜人参、白术、附子、茯苓、益智等味。

自注：此条湿邪伤阳，理合扶阳逐湿。口渴为少阴证，乌得妄用寒凉耶！

二十六

暑月病，初起但恶寒，面黄，口不渴，神倦，四肢懒，脉沉弱，腹痛下利，湿困太阴之阳。宜仿缩脾饮，甚则大顺散、来复丹等法。

自注：暑月为阳气外泄，阴气内耗之时。故

---

① 湿热证……宜仿猪肤汤凉润法：吴本作"下利咽痛，口渴心烦，尺脉数疾者，热邪内耗少阴之阴。宜仿猪肤凉润法"。

热邪伤阴，阳明消烁，宜清宜滋。太阴告困，湿浊弥漫，宜温宜散。古法最详，医者鉴诸!

二十七

湿热证，按法治之，诸症皆退，惟目瞑则惊悸梦惕，余邪内留，胆气未舒。宜酒浸郁李仁、姜汁炒枣仁、猪胆皮等味。

自注：滑可去著，郁李仁性最滑脱，古人治惊后肝系滞而不下，始终目不瞑者，用之以治肝系而去滞。此证借用，良由湿热之邪留于胆中。胆为清净之府，藏而不泻，是以病去而内留之邪不去，寐则阳气行于阴，胆热内扰，肝魂不安。用郁李仁以泄邪而以酒行之，酒气独归胆也；枣仁之酸，入肝安神，而以姜汁制，安神而又兼散邪也。

二十八

湿热证，曾开泄下夺，恶候皆平，独神思不清，倦语，不思食，溺数，唇齿干。胃气不输，肺气不布，元神大亏。宜人参、麦冬、石斛、木瓜、生甘草、生谷芽、莲子等味。

自注：开泄下夺，恶候皆平，正亦大伤，故见证多气虚之象。理合清补元气，若用腻滞阴药，去生便远。

二十九

湿热证，四五日，忽大汗出，手足冷，脉细如丝或绝，口渴，茎痛，而起坐自如，神清语亮，乃汗出过多，卫外之阳暂亡，湿热之邪仍结，一时表里不通①，脉故伏②，非真阳外脱也。宜五苓散去术加滑石、酒炒川连、生地、芪皮等味③。

自注：此条脉证全似亡阳之候，独于举动神气得其真情。噫！此医之所以贵识见也。

---

① 不通：吴本作"之气不相接"。

② 脉故伏：吴本作"故肢冷脉伏"。

③ 宜……等味：吴本无酒炒川连、生地二味，"芪皮"作"黄芪皮"。

三十

湿热证，发痉神昏，独足冷阴缩，下体外受客寒。仍宜从湿热治，只用辛温之品煎汤熏洗。

自注：阴缩为厥阴之外候，合之足冷，全似虚寒，乃谛观本证，无一属虚，始知寒客下体，一时营气不达，不但证非虚寒，并非上热下寒之可拟也，仍从湿热治之，又何疑耶？

三十一

湿热证，初起壮热口渴，脘闷懊憹，眼欲闭，时谵语，浊邪蒙闭上焦。宜涌泄，用枳壳、桔梗、淡豆豉、生山栀，无汗者加葛根。

自注：此与第九条宜参看。彼属余邪，法当清散。此则浊邪蒙闭上焦，故懊憹脘闷。眼欲闭者，肺气不舒也。时谵语者，邪郁心包也。若投轻剂，病必不除。经曰：高者越之。用栀豉汤涌泄之剂，引胃脘之阳而开心胸之表，邪从吐散。

三十二

湿热证，经水适来，壮热口渴，谵语神昏，胸腹痛，或舌无苔，脉滑数，邪陷营分。宜大剂犀角、紫草、茜根、贯众、连翘、鲜菖蒲、银花露等味。

自注：热入血室，不独妇女，男子亦有之，不第凉血，并须解毒，然必重剂乃可奏功。

三十三

湿热证，上下失血或汗血，毒邪深入营分，走窜欲泄。宜大剂犀角、生地、赤芍、丹皮、连翘、紫草、茜根、银花等味。

自注：热逼而上下失血、汗血，势极危而犹不即坏者，以毒从血出，生机在是，大进凉血解毒之剂，以救阴而泄邪，邪解而血自止矣。血止后，须进参、芪善后乃得。

汗血即张氏所谓肌衄也。《内经》谓：热淫于内，治以咸寒。方中当增入咸寒之味。

三十四

湿热证，七八日，口不渴，声不出，与饮食亦不却，默默不语，神识昏迷，进辛香凉泄、芳香逐秽俱不效，此邪入厥阴，主客浑受。宜仿吴又可三甲散，醉地鳖虫、醋炒鳖甲、土炒穿山甲、生僵蚕、柴胡、桃仁泥等味①。

自注：暑热先伤阳分，然病久不解，必及于阴。阴阳两困，气钝血滞，而暑湿不得外泄，遂深入厥阴，络脉凝瘀，使一阳不能萌动，生气有降无升，心主阻遏，灵气不通，所以神不清而昏迷默默也。破滞通瘀，斯络脉通而邪得解矣。

三十五

湿热证，口渴，苔黄起刺，脉弦缓，囊缩舌

---

① 湿热证……桃仁泥等味：吴本作"湿热病，默默不语，神识昏迷，不知所苦，与饮食亦不却，二便自通，诸药不效者，此病不在脾胃，而在手厥阴营分，凝滞血络，堵塞神明，非辛香气药所能开泄，宜醉地鳖虫、醋炒鳖甲、土炒甲片、柴胡、桃仁泥等味行血通瘀"。

硬，谵语昏不知人，两手撮搦，津枯邪滞。宜鲜生地、芦根、生首乌、鲜稻根等味。若脉有力，大便不通者，大黄亦可加入。

自注：胃津劫夺，热邪内踞，非润下以泄邪则不能达。故仿承气之例，以甘凉易苦寒，正恐胃气受伤，胃津不复也。

三十六

湿热证，发痉撮空，神昏笑妄，舌苔干黄起刺或转黑色，大便不通，热邪闭结胃腑。宜用承气汤下之。

自注：撮空一证，昔贤谓非大实即大虚。虚则神明涣散，将有脱绝之虞；实则神明被逼，故多撩乱之象。今舌苔黄刺干涩，大便闭而不通，其为热邪内结阳明，腑热显然矣。徒事清热泄邪，止能散络中流走之热，不能除胃中蕴结之邪，故假承气以通地道。然舌不干黄起刺者，不可投也。

承气用硝、黄，所以逐阳明之燥火实热，原非湿邪内滞者所宜用。然胃中津液为热所耗，甚至撮空撩乱，舌苔干黄起刺，此时胃热极盛，胃津告竭，湿火转成燥火，故用承气以攻下。承气者，所以承接未亡之阴气于一线也。湿温病至此，亦危矣哉！

二十七

湿热证，壮热，口渴，自汗，身重，胸痞，脉洪大而长者，此太阴之湿与阳明之热相合。宜白虎加苍术汤^①。

自注：热渴自汗，阳明之热也；胸痞身重，太阴之湿兼见矣；脉洪大而长，知湿热滞于阳明之经。故用苍术白虎汤以清热散湿，然乃热多湿少之候。

白虎汤，仲景用以清阳明无形之燥热也。胃汁枯涸者，加人参以生津，名曰白虎加人参汤；身中素有痹气者，加桂枝以通络，名曰桂枝白虎汤，而其实意在清胃热也。是以后人治暑热伤气身热而渴者，亦用白虎加人参汤；热渴汗泄肢节

---

①　宜白虎加苍术汤：吴本作"苍术、石膏、知母、甘草等味"。

烦疼者，亦用白虎加桂枝汤；胸痞身重兼见，则于白虎汤中加入苍术，以理太阴之湿；寒热往来兼集，则于白虎汤中加入柴胡，以散半表半里之邪。凡此皆热盛阳明，他证兼见，故用白虎清热，而复各随证以加减。苟非热渴汗泄，脉洪大者，白虎便不可投。辨证察脉，最宜详审也。

三十八

湿热证，湿热伤气，四肢困倦，精神减少，身热气高，心烦溺黄，口渴自汗，脉虚者，用东垣清暑益气汤主治[①]。

自注：同一热渴自汗，而脉虚神倦，便是中气受伤，而非阳明郁热。清暑益气汤乃东垣所制，方中药味颇多，学者当于临证时斟酌去取可也。

[①]　主治：吴本下有"方用人参、黄芪、甘草、白术、苍术、神曲、青皮、升麻、干葛、麦冬、五味、当归、黄柏、泽泻、广皮共十五味"句。

三十九

　　暑月热伤元气，气短倦怠，口渴多汗，肺虚而咳者，宜人参、麦冬、五味子等味。

　　自注：此即千金生脉散也。与第十八条同一肺病，而气粗与气短有分，则肺实与肺虚各异，实则泻而虚则补，一定之理也。然方名生脉，则热伤气之脉虚欲绝可知矣。

四十

　　暑月乘凉饮冷，阳气为阴寒所遏，皮肤蒸热，凛凛畏寒，头痛头重，自汗烦渴，或腹痛吐泻者，宜香薷、厚朴、扁豆等味①。

　　自注：此由避暑而感受寒湿之邪，虽病于暑月而实非暑病。昔人不曰暑月伤寒湿而曰阴暑，以致后人淆惑，贻误匪轻，今特正之。其用香薷之辛温，以散阴邪而发越阳气；厚朴之苦温，除

----

　　①　宜……等味：吴本"宜"下有"用局方香薷饮"六字，无"等味"二字。

湿邪而通行滞气；扁豆甘淡，行水和中。倘无恶寒头痛之表证，即无取香薷之辛香走窜矣；无腹痛吐利之里证，亦无取厚朴、扁豆之疏滞和中矣。故热渴甚者，加黄连以清暑，名四味香薷饮；减去扁豆，名黄连香薷饮。湿甚于里，腹膨泄泻者，去黄连加茯苓、甘草，名五物香薷饮。若中虚气怯汗出多者，加入参、芪、白术、橘皮、木瓜，名十味香薷饮。然香薷之用，总为寒湿外袭而设，不可用以治不夹寒湿之暑热也。

四十一

湿热内滞太阴，郁久而为滞下，其证胸痞腹痛，下坠窘迫，脓血稠黏，里结[①]后重，脉软数者，宜厚朴、黄芩、神曲、广皮、木香、槟榔、柴胡、煨葛根、银花炭、荆芥炭等味。

自注：古之所谓滞下，即今所云痢疾也。由湿热之邪内伏太阴，阻遏气机，以致太阴失健运，少阳失疏达，热郁湿蒸，传导失其常度，蒸为败

---

① 结：吴本作"急"。

浊脓血，下注肛门，故后重。气壅不化，仍数至
圊而不能便。伤气则下白，伤血则下赤，气血并
伤，赤白兼下，湿热盛极，痢成五色，故用厚朴
除湿而行滞气，槟榔下逆而破结气，黄芩清庚金
之热，木香、神曲舒中气之滞，葛根升下陷之胃
气，柴胡升中土之木气。热侵血分而便血，以银
花、荆芥入营清热。若热盛于里，当用黄连以清
热；大实而痛，宜增大黄以逐邪。昔张洁古制芍
药汤以治血痢，方用归、芍、芩、连、大黄、木
香、槟榔、甘草、桂心等味，而以芍药名汤者，
盖谓下血必调藏血之脏，故用之为君，不特欲其
土中泻木，抑亦赖以敛肝和阴也。然芍药味酸性
敛，终非湿热内蕴者所宜服。倘遇痢久中虚，而
宜用芍药、甘草之化土者，恐难任芩、连、大黄
之苦寒，木香、槟榔之破气。其下痢初作，湿热
正盛者，白芍酸敛滞邪，断不可投。此虽昔人已
试之成方，不敢引为后学之楷式也。

四十二

痢久伤阳，脉虚滑脱者，真人养脏汤加甘草、

当归、白芍①。

自注：脾阳虚者当补而兼温，然方中用木香必其腹痛未止，故兼疏滞气；用归、芍必其阴分亏残，故兼和营阴。但痢虽脾疾，又必传肾，以肾为胃关，司下焦而开窍于二阴也。况火为土母，欲温土中之阳，必补命门之火，若虚寒甚而滑脱者，当加附子以补阳，不得杂入阴药矣。

四十三

痢久伤阴，虚坐努责者，宜用熟地炭、炒当归、炒白芍、炙甘草、广皮之属。

自注：里结欲便，坐久仍不得便者，谓之虚坐努责。凡里结属火居多，火性传送至速，郁于大肠，窘迫欲便，而便仍不舒。故痢疾门中，每用黄芩清火，甚者用大黄逐热。若痢久血虚，血不足则生热，亦急迫欲便，但久坐而不得便耳。

---

① 加甘草、当归、白芍：吴本无此句，而有"方用人参、白术、甘草、当归、白芍、木香、肉桂、肉果、粟壳、诃子肉"句。

此热由血虚而生，故治以补血为主。里结与后重不同，里结者急迫欲便，后重者肛门重坠。里结有虚实之分，实为火邪有余，虚为营阴不足。后重有虚实之异，实为邪实下壅，虚由气虚下陷。是以治里结者，有清热养阴之异；治后重者，有行气升补之殊。虚实之辨，不可不明。

四十四

暑湿内袭，腹痛，吐利，胸痞，脉缓者，湿浊内阻太阴。宜缩脾饮①。

自注：此暑湿浊邪伤太阴之气，以致土用不宣，太阴告困，故以芳香涤秽，辛燥化湿为制也。

四十五

暑月饮冷过多，寒湿内留，水谷不分，上吐

---

① 宜缩脾饮：吴本此句下有"方用砂仁、草果、扁豆、乌梅、葛根、甘草"句。

下泻，肢冷脉伏者，宜大顺散^①。

自注：暑月过于贪凉，寒暑外袭者，有香薷饮；寒湿内侵者，有大顺散。夫吐泻肢冷脉伏，是脾胃之阳为寒湿所蒙，不得升越，故宜温热之剂调脾胃，利气散寒。然广皮、茯苓似不可少。此即仲景治阴邪内侵之霍乱而用理中汤之旨乎！

四十六

腹痛下利，胸痞，烦躁，口渴，脉数大按之豁然空者，宜冷香饮子^②。

自注：此不特湿邪伤脾，抑且寒邪伤肾。烦躁热渴，极似阳邪为病，惟数大之脉按之豁然而空，知其躁渴等证，为虚阳外越，而非热邪内扰，故以此方冷服，俾下咽之后，冷气既消，热性乃发，庶药气与病气无扞格之虞也。

---

① 宜大顺散：吴本此句下有"方用干姜、肉桂、甘草、杏仁"句。

② 宜冷香饮子：吴本此句下有"方用附子、草果、广皮、甘草冷服"句。

方剂索引

三画

五画

九画